KB266699

재 활

삶을 되돌리는
회복의 기술

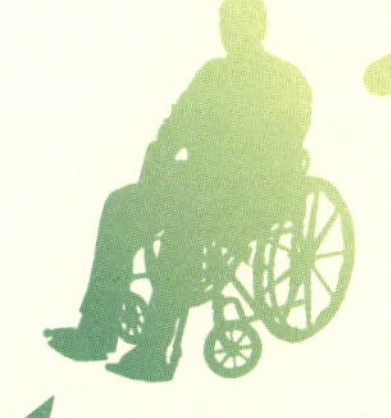

재 활
삶을 되돌리는
회복의 기술

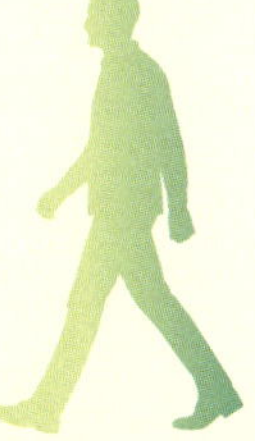

1

다시 걷다: 관절 수술 후 재활

동탄 튼튼 한방병원 원장단 지음

어깨 · 무릎 · 고관절, 잃어버린 움직임을 되찾는 시간

통증을 줄이고 삶을 되돌리는 관절 재활의 모든 것!

좋은땅

수술 후, 진짜 회복의 길

"수술은 잘 되었다는데 왜 여전히 아프고, 걷는 것이 힘든가요?"

진료 현장에서 환자분들께 매일같이 듣는 질문입니다.

많은 분들이 수술 과정과 결과에 대한 설명은 수술 병원에서 충분히 듣고 오십니다. 하지만 정작 수술 이후 어떻게 관리하고 재활치료를 이어가야 일상으로 빠르게 복귀할 수 있는지에 대해서는 구체적인 안내를 받지 못해 혼란스러워합니다. 저희는 이런 모습을 반복해서 마주하며, 수술 후 회복기 관리와 치료에 대해 체계적이고 알기 쉽게 알려 드릴 가이드가 꼭 필요하다는 것을 절실히 느꼈습니다. 바로 그 필요성에서 이 책을 집필하게 되었습니다.

저희는 이렇게 생각합니다. 수술 자체가 아무리 잘 되었더라도 환자가 다시 일상으로 돌아가지 못한다면, 그 수술은 완전한 의미를 갖기 어렵습니다. 수술이 시작이라면, 재활은 완성입니다. 이 책은 환자분들께서 쉽게 이해할 수 있도록 실제 병원에서 어떤 치료와 관리를 제공하는지 담아

내고자 했습니다. 또한 집에서도 스스로 따라 하실 수 있도록 재활 운동법을 정리하고, 영상 QR코드를 수록해 보다 실질적인 도움을 드리고자 했습니다.

"수술 후 단순히 잘 먹고 잘 잔다고 해서 회복이 빨라지지 않습니다."

이 책은 수술 이후 어디에서부터 어떻게 회복을 시작해야 하는지 막막한 환자분들께 작은 길잡이가 되고자 합니다. 꼭 필요한 순간에 다가가기를 바라며, 한 줄 한 줄을 내 가족에게 직접 설명한다는 마음으로 집필했습니다.

— 동탄 튼튼한방병원 원장단, 전문의 15인

목차

Part 1 | 수술은 끝이 아니라 시작이다

Part 2 | 관절 수술 후 재활

어깨 편

Part 1

수술은
끝이 아니라 시작이다

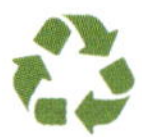

수술 후 '왜' 재활이 필요할까?

작은 수술도 '회복 및 재활' 과정은 필요하다!

수술의 종류와 방식은 실로 다양하다. 특히 최근에는 '최소 침습적 수술(Minimally Invasive Surgery)'이라는 이름 아래, 절개 범위를 줄이고 회복 속도를 높이는 새로운 기술들이 꾸준히 개발되고 있다. 덕분에 과거에 비해 수술에 대한 심리적 장벽은 낮아졌고, '요즘은 그런 수술은 수술도 아니다'라는 식의 말을 들으며 수술대에 오르는 이들도 많아졌다.

하지만 아무리 작고 정교한 수술이라 해도, 그것은 결국 인위적인 상처다. 몸에 칼을 댔다는 사실에는 변함이 없다. 수술 결정을 내리기까지 신중함이 필요하듯, 그 이후의 회복 과정 또한 가볍게 여겨서는 안 된다.

절개 부위가 작고 주변 조직 손상이 적을수록 회복 속도가 빠를 수는 있지만, 회복 자체가 필요 없다는 뜻은 아니다. 더욱이 수술 방법이 같다고 해서 환자마다 회복 속도나 경과가 동일한 것도 아니다. 개인의 체력, 면역 상태, 기존 질환, 나이 등 다양한 요인이 작용하기 때문이다.

그럼에도 불구하고 많은 환자와 보호자들은 수술만 잘 마무리되면 모든 것이 해결될 것이라는 막연한 기대를 품는다. 수술이 끝나는 순간 치료도 끝났다고 생각하기 쉽지만, 실상은 그때부터가 진짜 시작이다. 회복의 경로를 잘 따라야만 수술의 의미가 완성된다.

수술 후 회복 및 재활에도 '골든타임'이 있다!

현실적으로 수술 후 장기간 병원에 머물며 전문적인 관리를 받는 것은 쉽지 않다. 상처가 채 아물기도 전에 퇴원 날짜가 잡히고, "다음 외래 진료일까지 조심하세요"라는 당부와 함께 병원을 떠나게 되는 경우가 대부분이다.

문제는 바로 그 시점이다. 수술 후 회복의 핵심은 '타이밍'이다. 쉬어야 할 때는 충분히 쉬어야 하고, 움직여야 할 때는 적절하게 움직여야 한다. 그러나 이 시기를 놓치거나 잘못 판단하면 회복은 더뎌지고, 때로는 되돌릴 수 없는 후유증이 남기도 한다.

무작정 안정을 취하다 보면 근육과 관절이 굳고, 움직임이 제한되며 기능 회복에 오랜 시간이 걸릴 수 있다. 반대로, 아직 회복되지 않은 상태에서 무리하게 활동을 시작하면 통증이 심해지고 염증이나 재손상으로 이어질 위험이 높아진다.

수술 후 재활에서 가장 흔한 오해는 '시간이 지나면 자연히 나아질 것'이라는 기대다. 그러나 인체는 방치한다고 해서 저절로 회복되지 않는다. 오히려 시간이 지날수록 더 굳고, 더 아프고, 더 불편해질 가능성이 높다. 자연 회복이란 말은 환상에 가깝다.

회복에는 철저한 계획이 필요하다. 언제부터 어떤 운동을 해야 하는지,

어떤 동작을 피해야 하는지, 통증은 어떻게 조절할 것인지 등을 알고 있어야 한다. 무엇보다도 회복과 재활에 대한 책임은 병원만이 아닌, 환자와 보호자 스스로에게도 있다는 사실을 분명히 인식해야 한다. 수술이 끝나는 날이 곧 새로운 과정을 시작하는 첫날이라는 점을 잊지 말아야 한다.

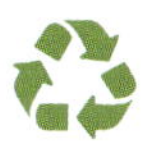

수술 후 흔히 겪는 후유증:
회복의 걸림돌이 되는 세 가지 증상

수술이 성공적으로 끝났다고 해서 회복까지 순탄하게 이어지는 것은 아니다. 의외로 많은 환자들이 수술 후 일정 기간이 지나면 자연스럽게 일상으로 돌아갈 수 있을 것이라 기대하지만, 현실은 그리 간단하지 않다. 회복에는 인내와 계획, 그리고 올바른 정보가 필요하다. 수술 자체보다도 이후의 회복 과정이 훨씬 더 길고, 때로는 더 고된 여정이 될 수 있다.

특히 수술 후 환자들이 공통적으로 겪는 몇 가지 문제들은 단순한 불편을 넘어 회복을 지연시키고, 재활을 어렵게 만드는 주요한 장애물로 작용한다. 수술 후 흔히 겪는 후유증인 지속되는 통증, 예기치 못한 근력 저하, 그리고 관절의 움직임 제한은 단순한 부작용이 아니라, 수술 회복 과정에서 반드시 인식하고 관리해야 할 중요한 요소들이다.

이제부터 수술 후 회복을 가로막는 이 세 가지 후유증의 원인과 특징, 그리고 이를 슬기롭게 극복하는 방법에 대해 하나씩 살펴보자.

첫째, 수술이 끝났는데 왜 여전히 아플까?

악성 종양이나 복잡한 내과 질환을 제외하면 대부분의 환자들이 수술을 선택하는 가장 큰 이유는 '통증'이다. 수술을 통해 일상생활을 방해하던 통증에서 벗어나기를 기대하는 것이다. 하지만 수술이 성공적으로 끝났음에도 불구하고 통증이 완전히 사라지지 않는 경우가 많다. 물론 수술 전의 통증과 동일한 양상은 아닐 수 있으나, 여전히 불편을 호소하게 되는 것이다.

어찌 보면 수술 직후 곧바로 통증이 사라지기를 기대하는 것 자체가 무리다. 피부에 생긴 작은 상처조차 새살이 차오르기까지 며칠이 걸리는데, 인체 깊숙한 곳을 절개하고 조작한 수술이라면 그 회복에는 더 많은 시간이 필요하다. 피부, 근육층을 비롯해 관절, 척추, 복강과 같은 심부 조직은 수술 후 일정 기간 통증이 지속될 수밖에 없다. 이는 비정상적인 통증이 아니라, 조직이 회복해 가는 자연스러운 과정에서 나타나는 생리적인 통증이다.

이 때문에 대부분 수술 직후에는 진통제와 찜질, 충분한 휴식 등을 통해 수술 후 통증을 관리한다. 적절한 치료와 회복이 병행되면 통증의 빈도와 강도는 점차 줄어들고, 회복의 진전도 몸으로 느낄 수 있게 된다.

문제는 통증의 양상과 강도가 예상 범위를 넘어서거나 시간이 지날수록 오히려 악화될 때다. 이는 수술 부위에 염증이나 감염이 발생해 회복이 지연되고 있다는 신호일 수 있다. 보통은 수술 후 1~2주가 지나면 통증이 점차 호전되지만, 이 시기를 넘어서도 통증이 계속 강하게 지속되거

재활, 삶을 되돌리는 회복의 기술 ❶

나 발열 등 다른 이상 증상이 동반된다면 반드시 '재평가'가 필요하다.

따라서 수술 후 통증은 무조건 참거나 방치할 것이 아니라, 그것이 '정상적인 회복 통증'인지, 혹은 '문제가 있는 통증'인지 정확히 구분할 필요가 있다. 통증 자체를 무서워하기보다는 통증이 전하는 신호에 귀 기울이는 태도가 필요하다.

둘째, 수술 후 힘이 안 들어가는 느낌, 왜 그런 걸까?(위약)

수술 후 일정 기간은 안정과 휴식이 우선된다. 수술 부위의 조직이 안정적으로 자리 잡기 위해서는 무리한 활동을 삼가야 한다. 수술 종류 및 부위에 따라 다르겠지만 보통 수술 직후 약 2주 전후는 조심스럽게 보호하는 시간이 필요하며, 이는 회복을 위해 반드시 필요한 과정이다.

그런데 수술 부위를 보호하는 시간이 지나고 움직임을 재개할 때, 많은 환자들이 당황하게 된다. 수술도 잘 되었고 회복도 정상이라고 들었는데, 막상 움직이려 하니 힘이 들어가지 않고 오히려 움직임이 더 어렵게 느껴지는 것이다. 수술 전보다도 더 무기력한 몸 상태에 당혹감을 느끼는 경우가 많다.

하지만 이는 재활치료의 과정에서 보면 충분히 예상할 수 있는 일이다. 안정기를 거치는 동안 사용하지 않은 근육이 위축되고, 기능이 일시적으로 저하되는 것은 자연스러운 현상으로 수술 후 근육 위축 및 근 손실은 환자들이 흔히 겪는 고충이다.

물론 이런 이유로 안정과 휴식을 생략할 수는 없다. 중요한 것은 안정기가 끝난 후 가능한 빠르게, 그리고 적극적으로 재활치료에 돌입하는 것이다. 수술 부위의 상태에 따라 움직임의 범위와 강도를 점진적으로 늘려 가며 근력을 회복시켜야 한다.

또한 수술 후 고정이 필요한 부위를 제외한 주변 관절과 근육은 가능한 범위 내에서 계속해서 움직여 자극을 주는 것이 좋다. 이렇게 해야 이후 재활에 돌입했을 때 훨씬 수월하게 회복 경로를 밟을 수 있다.

셋째, 조심하다 보니 관절이 굳어 버렸다!
(가동 범위 제한)

특히 어깨나 무릎처럼 움직이는 관절을 수술받은 경우, 통증이 줄어드는 것만큼이나 중요한 것이 바로 정상적인 관절 가동 범위의 회복이다. 관절 가동 범위란 말 그대로 각 관절이 기능적으로 움직일 수 있는 범위를 의미한다. 대개 환자분들은 수술 이후 관절 가동 범위가 수술 전 수준으로 또는 그 이상으로 회복되기를 기대한다.

하지만 현실에서는 오히려 수술 전보다 더 움직이기 어려워졌다는 환자들이 많다. 이는 수술 자체의 문제가 아니라, 수술 후 보호를 위해 장기간 움직임을 제한하는 동안 연부 조직이 뻣뻣하게 굳어 버렸기 때문이다. 굳어진 조직은 움직임을 방해하고 통증을 유발하며, 가동 범위 제한이라는 수술 후 후유증으로 이어진다.

이러한 구축(Contracture)은 어느 정도 불가피한 문제다. 수술 후 안정과 휴식을 생략할 수 없는 이상, 움직이지 않는 기간 동안 조직이 굳는 것을 완벽히 방지할 수는 없다. 그러나 구축이 일시적인 회복 과정인지, 아니면 장기적인 장애로 남을 것인지는 전적으로 재활치료의 내용과 시작 시기에 달려 있다.

예를 들어 어깨 수술 후에는 일정 기간 보조기를 착용해야 한다. 이때 보조기가 고정하는 부위는 쉬게 하되, 손으로 공을 쥐고 펴는 운동을 꾸준히 해 주는 것이 중요하다. 그리고 절대 안정기가 지난 후에는 가능한 빠르게 수동적 움직임부터 시작하여 능동적 움직임까지 빠른 재활치료를 이어 가야 한다.

또한 관절 가동 범위를 회복하기 위한 재활치료 도중에 통증이 발생하는 것은 흔한 일이므로 적절한 약물치료나 찜질 등으로 통증을 관리하면서 재활치료를 지속하는 것이 중요하다. 개인의 상태에 따라 수 주에 걸쳐 서서히 강도와 범위를 조절하며, 최종적으로는 수술 이전의 관절 움직임을 회복하도록 노력해야 한다.

가동 범위 제한은 조기에 대응하면 회복 가능성이 매우 높다. 수술 후 재활에서 중요한 것은 '안 아프게 쉬기'가 아니라 '아프더라도 빠르고 제대로 회복하기'임을 잊지 말자.

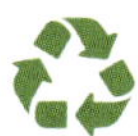

수술의 성패를 결정짓는 세 시기

수술이 끝났다고 회복이 자동으로 뒤따르는 것은 절대 아니다. 오히려 수술은 회복의 '기회'를 만들어 줄 뿐이며, 그 기회를 어떻게 이어 가느냐에 따라 결과는 완전히 달라질 수 있다. 초기에는 아무 문제가 없던 회복이 시간이 지날수록 느려지거나 방향을 잃는 경우도 많고, 반대로 불안하게 시작된 회복이 단계마다 적절한 재활 과정을 통해 성공적인 일상 복귀로 이어지는 경우도 많다.

결국 수술 후의 재활 과정에서 중요한 것은 '언제, 무엇을, 어떻게 해야 하는가'에 대한 정확한 인지이다. 재활 과정에 분명한 순서가 존재하며, 그 흐름에 맞게 준비하고 실천할 수 있어야 수술의 성과는 비로소 완성된다.

수술 후의 재활 과정을 통틀어 보면, 세 시기가 특히 결정적인 전환점이 된다. 첫 번째는 안정이 요구되는 수술 직후, 두 번째는 기능 회복이 본격화되므로 재활 과정에서 가장 중요한 3~6주까지 시기, 그리고 마지막은 일상으로 복귀하는 3~6개월까지 시기이다.

이 세 시기는 단순한 시간의 흐름이 아니라, 회복의 방향을 바꾸는 결정적 분기점이다. 이제부터 시기별 특징과 관리의 핵심을 차근히 살펴보자.

첫 번째 시기: 수술 직후에서 1~2주까지
(휴식과 안정이 우선인 시기)

성공적인 수술을 위한 첫 번째 조건은 수술 부위가 잘 아물도록 하는 데 있다. 이 단순하고도 근본적인 전제는 수술 직후 초기 관리에 달려 있다. 수술 부위가 덧나지 않도록 상처를 잘 관리하고, 필요한 경우에는 체중 부하를 조심해야 하며, 수술한 관절 부위의 특성에 따라 특정 동작은 제한될 수 있다. 이 시기에 나타나는 통증은 회복 과정에서 불가피하게 수반되는 현상이므로, 무리한 움직임을 피하면서 통증의 양상을 관찰하는 것이 중요하다.

이 시기 환자에게 요구되는 것은 적극적인 움직임과 활동이 아니라, 철저한 휴식과 안정이다. 수술 직후에는 혼자 식사를 하거나 몸을 일으키는 것조차 어려운 경우가 많지만, 회복이 진행됨에 따라 조금씩 스스로 움직일 수 있는 능력이 회복된다.

병원에서는 혈압, 맥박, 체온 등 생체 징후를 정기적으로 확인하고, 필요시 혈액·소변·영상 검사를 통해 회복 경과를 보다 객관적으로 파악한다. 또한 수술 부위의 상처 상태에 따라 소독을 시행하고, 일정 시점이 되면 실밥을 제거하고 수술 병원에서 퇴원 후 향후 재활치료 일정을 계획하게 된다. 재활치료 시작 일정은 수술의 부위 및 종류와 환자의 회복 상태에 따라 다르게 결정된다.

두 번째 시기: 수술 후 1~2주에서 3~12주까지
(신체 기능을 회복하는 시기)
- 재활 과정에서 가장 중요한 시기

수술 후 회복이 안정세에 접어들면 다음 목표는 신체 기능의 회복이며, 수술 전 통증이나 움직임의 제한 등으로 인해 저하되었던 신체의 기능이 실제로 개선되고 있는지가 핵심이다. 예를 들어, 관절 수술을 받았다면 해당 관절을 통증 없이 잘 사용할 수 있는지, 척추 수술을 받았다면 저림, 위약, 통증 등이 얼마나 줄었는지를 평가하여, 신체 기능의 회복 정도를 판단한다.

수술은 구조적인 문제를 교정하는 치료로서, 수술 후 기능 회복이 저절로 따라오지 않는다. 수술을 통해 재정비된 신체 구조를 실제로 '사용 가능한 상태'로 끌어올리는 것은 오롯이 재활치료의 몫이다. 수술 직후 안정과 휴식이 우선인 시기가 지난 이 시기에는 신체 기능이 가장 빠르게 회복될 수 있는 시기이다. 통증 관리와 병행하여 가장 적극적인 재활이 필요하다.

수술 부위와 회복 속도에 따라 차이는 있지만, 일반적으로 이 시기에는 휴식과 안정 위주의 관리에서 벗어나 점차 재활치료의 시간과 강도를 늘려 나간다. 초기에는 굳어 있는 관절 가동 범위를 늘리는 재활치료에서 시작하여, 위축된 큰 근육을 강화하며, 마지막으로 작은 근육을 강화하여, 세밀하고 복합적인 움직임을 연습하는 것이 이상적인 과정이다.

시기적절하고 단계적인 재활은 수술 후유증을 최소화하고, 수술 전보다 더 나은 컨디션으로 일상에 복귀하는 데 핵심적인 역할을 한다.

세 번째 시기: 수술 후 3~12주에서 3~6개월까지
(일상으로 복귀하는 시기)

수술의 궁극적인 목적은 단순한 통증 완화나 구조적 개선을 넘어서 수술 전보다 나은 일상으로 환자를 복귀시키는 데 있다. 대개 수술 후 3개월이 지나면 대부분의 환자들은 기본적인 움직임은 물론, 어느 정도의 운동과 사회 활동도 가능해진다. 초기에 상상도 하기 어려웠던 강도 높은 근력 운동은 물론, 점차적으로는 민첩성과 협응력이 요구되는 스포츠 활동도 시도해 볼 수 있다.

이 시기에 가장 필요한 것은 인내심과 용기다. 무릎 수술을 받은 이가 어느 날 갑자기 축구 경기에 출전할 수는 없지만, 걷기와 가벼운 달리기부터 꾸준히 단계를 밟아 나간다면 가능성은 점점 현실이 된다. 중요한 것은 과도한 자신감으로 무리한 목표를 설정하거나, 반대로 스스로 한계를 단정 짓고 움츠러들지 않는 것이다. '수술했으니 이제는 안 될 것이다'라는 자기 제한적 사고는 회복의 가장 큰 적이다.

통증이나 피로감이 악화되지 않는 범위 내에서 운동의 시간, 강도, 빈도를 점진적으로 조절해 나가면 된다. 욕심내지 않고 천천히 나아간다면, 반드시 수술 이전보다 더 건강하고 자유로운 일상을 되찾을 수 있다.

◆ 3단계 시기별 재활 과정 한눈에 보기 ◆

시기	1단계: 휴식과 안정 시기	2단계: 기능 회복 시기	3단계: 일상 복귀 시기
시점	수술 직후에서 1~2주까지	수술 1~2주에서 3~12주까지	수술 3~12주에서 3~6개월까지
재활 목표	상처 회복 염증 관리 안정과 휴식	재활 시작 기능 향상	일상생활 적응 사회생활 복귀
재활 내용	생체징후 체크 염증 관리	가동범위증대 근력 강화 일상 동작 수행	활동 시간 증가 사회생활 적응 일상 운동 적응
주의 사항	체중부하 제한 특정 동작 제한 무리한 활동 금지	단계적 재활 통증 관리 병행	과도한 자신감 혹은 자기 제한 사고 경계

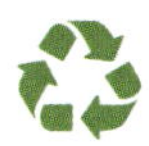

간단하지만 중요한 수술
상처 관리법 세 가지

수술 후 회복의 시작은 '상처 관리'다.

현대의 수술은 절개 범위를 최소화하고, 빠른 회복을 유도하는 방식으로 진화하고 있다. 하지만 수술의 크고 작은 범위를 떠나, 인체의 피부와 근육을 절개한 이상 봉합된 상처는 반드시 남기 마련이다. 그리고 이 상처가 어떻게 관리되느냐에 따라, 회복 속도는 물론 감염, 염증, 구축 등의 후유증까지 영향을 끼칠 수 있다.

또한 봉합 방식, 소독 시점, 샤워 가능 여부, 냉찜질과 온찜질의 구분 같은 소소한 정보들이 환자와 보호자에게는 큰 혼란을 일으킨다. '별일 아니겠지' 하고 지나치기도 쉽지만, 의외로 이 작은 원칙들이 수술의 최종 결과를 좌우할 수도 있다.

이제부터 수술 후 상처 부위를 건강하게 회복시키기 위해 반드시 알아야 할 세 가지 핵심 관리법에 대해 살펴보자.

첫째, 소독 안 해도 된다던데요?
(절개 부위 봉합사 종류에 따른 차이)

수술의 종류와 방법에 따라 절개 부위의 위치나 크기는 다양하지만, 절개 없는 수술은 존재하지 않는다. 현재로서는 피부나 근육층을 절개하지 않고 조직이나 장기를 치료하는 수술은 불가능하다. 따라서 수술 뒤에는 반드시 봉합된 상처가 남는다.

다만 최근 수술의 경향은 절개 부위를 최소화해 상처를 작게 만들고, 회복 속도를 높이는 데에 초점을 두고 있다. 봉합 방법 역시 변화하고 있다. 과거에는 대부분 실로 꿰매거나 스테이플러를 이용해 봉합한 뒤, 일정 시점에 이를 제거하는 방식이 일반적이었다. 그러나 최근에는 수술의 종류와 부위에 따라 봉합사를 제거할 필요가 없는 흡수성 실(녹는 실)이나 조직 접착제(본드)를 사용하거나 복합적으로 사용하는 경우도 있다.

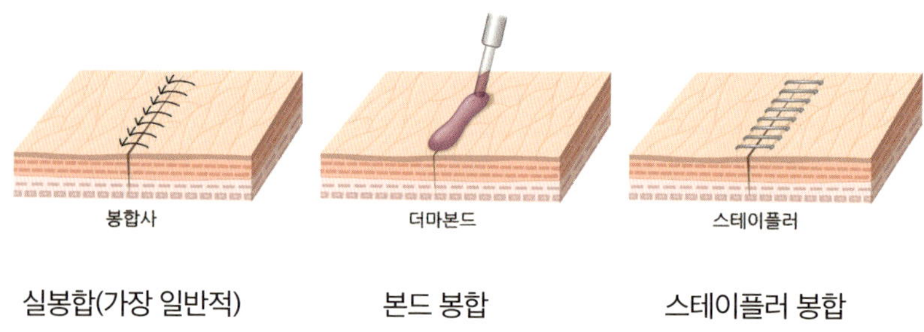

실봉합(가장 일반적)　　　　본드 봉합　　　　스테이플러 봉합

봉합 방식에 따라 상처 관리 방식도 달라진다. 녹는 실이나 본드를 이용한 봉합은 통상 소독 주기가 주 1~2회로 길거나 없으며, 간단한 샤워는 좀 더 빠른 시점부터 가능하다는 안내를 받는다.

반면 비흡수성 실이나 스테이플러를 이용한 경우에는 실밥이나 금속 봉합물을 제거하기 전까지는 격일로 소독이 권장된다. 만약 소독 중 상처에 진물이 흐르거나 부위가 벌어지는 등 이상 징후가 나타나면 소독 주기를 줄여 매일 관리해야 하는 경우도 생긴다. 결국 환자와 보호자는 자신에게 적용된 봉합 방법을 정확히 이해하고, 그에 맞는 상처 관리 원칙을 숙지하는 것이 필수적이다.

둘째, 언제 샤워해도 될까요?
(실밥 제거가 기준점)

비흡수성 실이나 스테이플러를 이용한 봉합의 경우, 일반적으로 수술 후 7~14일 사이에 봉합사 제거가 이뤄진다. 실밥 제거는 상처가 안정적으로 아물어, 더 이상 외부적 고정이 필요하지 않다는 신호다. 그러나 신체 부위별 혈류량과 피부 두께, 개인의 회복 속도에 따라 이 시점은 달라질 수 있다. 때로는 절개 부위 상처가 충분히 아물지 않았다고 판단되는 경우, 봉합사를 절반만 먼저 제거한 뒤 경과를 본 후 나머지를 제거하는 방식도 활용된다.

실밥이 남아 있는 동안에는 상처 부위에 물이 닿지 않도록 조심하고, 정기적인 소독으로 감염을 예방해야 한다. 이후 상처가 잘 아물어 실밥을 제거하여, 1~2일이 지났다면 더 이상 소독도, 거즈도, 방수밴드도 필요치 않다. 샤워도 자유롭게 가능하다. 단, 실밥 제거 직후 초기에는 강한 자극을 피하고, 샤워 후에는 상처 부위를 잘 말려 주어 습한 상태가 오래 지속되지 않도록 하는 것이 필요하다.

본드 봉합사의 경우에는 수술 초기부터 샤워가 가능하다고 안내받는 경우가 많다. 그러나 이 또한 세심한 주의가 필요하다. 접착 부위를 비비 거나 문지르지 않고, 샤워 후에는 상처 부위를 항상 '뽀송뽀송하게' 유지 하는 것이 바람직하다.

셋째, 수술 부위에는 냉찜질? 온찜질?
(수술 직후엔 '냉찜질', 회복기엔 '온찜질')

수술 직후에는 염증 반응이 쉽게 나타난다. 수술 부위가 붓거나 뜨거워 지고, 빨갛게 변하거나 진물이 나는 등의 증상이 그 예다. 특히 통증 양상 이 변하거나 감기가 걸린 것처럼 전신 증상(발열, 오한 등)이 동반되는 경 우라면 염증 지표 확인을 위한 혈액 검사가 필요하며, 이에 따른 주사제 나 약물 투여 같은 의학적 처치가 요구될 수 있다.

하지만 회복 과정 중 수반되는 경미한 부기나 열감은 정상 반응에 가 깝다. 이때는 냉찜질 아이스팩을 수술 부위에 대 주는 것이 통증 완화 에 효과적이다. 냉찜질 아이스팩 이외에도 병원에서는 신장 분사요법 (Cryotherapy)과 같은 특수한 냉각 치료도 활용된다. 이는 극저온으로 냉각된 기체를 분사하여 염증, 통증, 열감 등을 빠르게 진정시키는 방식 이다. 반대로 이 시기에 온찜질은 피해야 한다. 따뜻한 자극은 혈류를 증 가시키며, 오히려 염증 반응을 악화시킬 수 있기 때문이다.

만약 재활치료가 시작되었다면 고정되었던 조직을 다시 움직이는 과정 에서 일시적으로 열감과 부기가 재발할 수 있으며, 이는 재활치료 과정 중 흔히 나타나는 생리적인 반응이다. 이때 다시 발생하는 통증에 겁을 먹고

재활, 삶을 되돌리는 회복의 기술 ❶

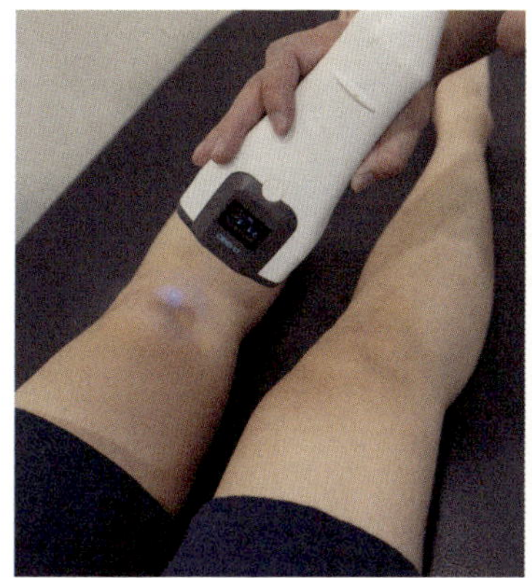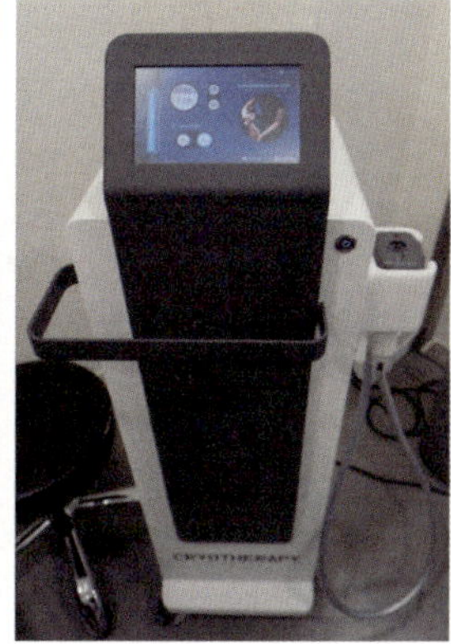

신장분사요법(Cryotherapy)

재활치료를 중단하면 일상생활으로 복귀는 더 늦어진다고 보면 된다.

재활치료 중 발생하는 통증을 임시 동반자로 받아들이고, 냉찜질이나 냉각 치료를 통해 관리하여, 재활을 멈추지 않고 지속하는 것이 바람직하다.

한편, 온찜질은 회복이 거의 끝난 이후 통증 완화나 연부조직 이완을 위한 보조적 치료 정도로 사용하는 것이 좋다.

〈절개부위 봉합사 종류에 따른 차이점 비교〉

종류	절개 부위 소독 주기	샤워 가능 시기 (간단한 씻기)	봉합사 제거
비흡수성 '실'	격일로 소독	실밥 제거 1~2일 후	필요함 (실밥 제거)
스테이플러	격일로 소독	실밥 제거 1~2일 후	필요함 (스테이플러 제거)
흡수성 '실'	주 1~2회 소독	수술 2~3일 후 (2주까지는 부분 방수 필요)	필요치 않음
본드 봉합	필요에 따라 소독	수술 2~3일 후 (1주까지는 부분 방수 필요)	필요치 않음

- 수술부위 및 수술법에 따라 차이가 있을 수 있으니 수술병원 가이드에 맞추는 게 가장 중요합니다.
- 샤워는 빠르게 끝내고 수술 부위가 젖어 있지 않도록 잘 말립니다.
- '통목욕'은 훨씬 더 늦은 시기에 가능합니다.

 재활, 삶을 되돌리는 회복의 기술 ❶

Part 2

관절 수술 후 재활

어깨 수술, 치료의 전 과정을 이해하다

어깨는 팔을 움직이고 지탱하는 데 핵심적인 역할을 하는 관절로, 신체 전반의 움직임과 기능에 직결된다. 만약 어깨에 통증이 생기거나 움직임이 제한되면 일상생활에 큰 불편을 초래하고, 삶의 질 역시 급격히 저하될 수 있다.

어깨 질환은 많은 경우에 있어서 비수술적 방법으로도 충분히 치료가 가능하다. 하지만 비수술적 치료에도 불구하고 지속되거나 반복될 경우, 기능 저하가 심할 경우, 보다 근본적인 해결을 위해 수술적 치료를 고려하게 된다.

대표적인 어깨 질환으로는 회전근개 파열, 어깨 충돌 증후군, 석회성 건염, 상부 관절와순 파열(SLAP lesion) 등이 있다. 어깨의 구조적 손상과 기능 저하가 나타나는 경우 증상의 양상과 정도에 따라 적절한 수술적 처치가 요구된다.

이 장에서는 어깨 질환의 원인과 증상, 진단 방법, 그리고 대표적인 수술 방법을 하나씩 살펴보고자 한다. 또한 수술 이후에 나타날 수 있는 후유증과 보조기 착용법, 병원에서 시행하는 전문 재활치료는 물론 집에서도 실천할 수 있는 자가 재활 운동까지 폭넓게 다룰 것이다.

회전근개 파열: 어깨를 감싸는 네 개의 힘줄이 찢어졌을 때

회전근개는 어깨 관절을 안정시키고 움직임을 가능하게 해 주는 네 개의 힘줄인 극상근, 극하근, 소원근, 견갑하근으로 구성되어 있다. 이들 힘줄은 어깨뼈와 위팔뼈를 연결하면서 팔을 들어 올리거나 회전시키는 데 핵심적인 역할을 한다.

회전근개가 손상되면 팔을 움직일 때 통증이 발생하고, 팔에 힘이 빠지거나 움직임이 제한되는 증상이 나타난다. 이러한 파열은 외상이나 반복된 과사용, 노화 등의 다양한 원인으로 발생할 수 있으며, 특히 팔을 자주 사용하는 직업군이나 스포츠 활동을 많이 하는 사람에게서 흔히 발생한다.

파열이 심할 경우에는 단순한 운동이나 일상 동작조차 어려울 수 있으며, 이를 방치하면 만성통증과 심각한 기능 저하로 이어질 수 있다.

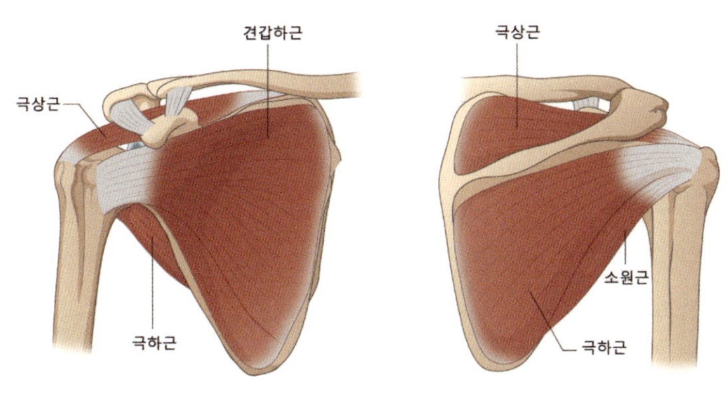

회전근개

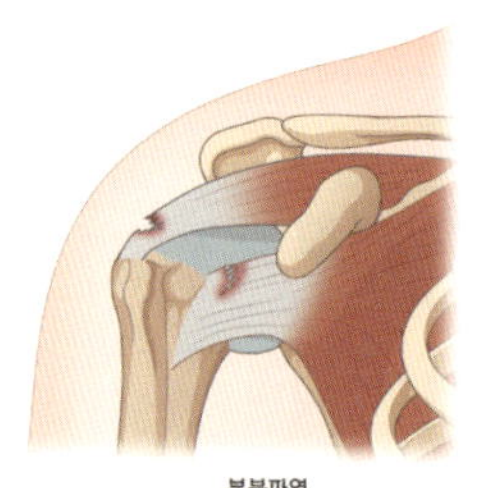

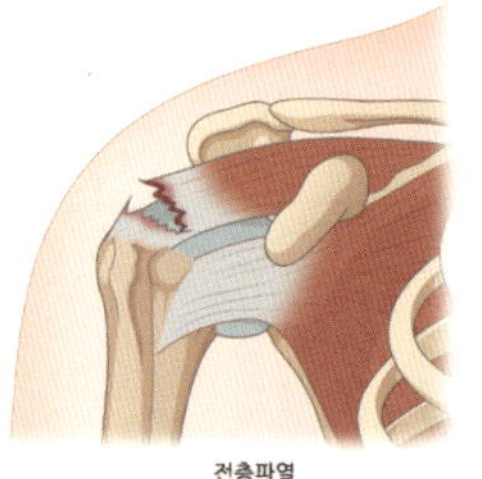

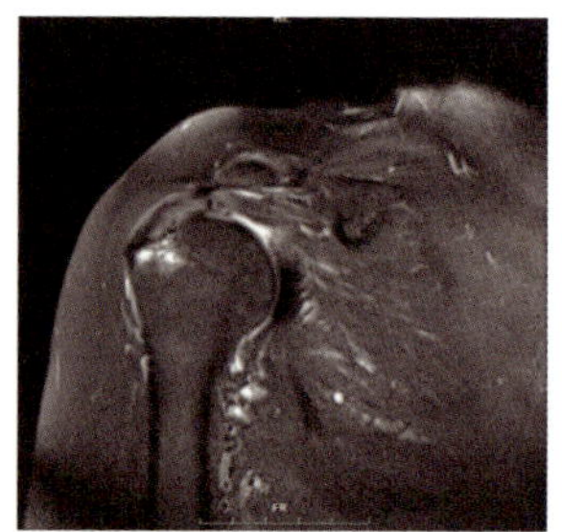

회전근개 파열

회전근개 파열(수술 전)

회전근개 파열의 치료는 손상 범위와 증상의 정도에 따라 달라진다. 파열이 부분적으로 발생한 경우에는 한방치료, 약물치료, 물리치료, 주사치료, 체외 충격파치료 등 비수술적 방법이 우선적으로 시도된다. 이러한 보존적 치료는 염증을 줄이고 통증을 완화하며, 손상된 회전근개 주변의 기능을 일정 부분 회복시키는 데 도움을 준다.

하지만 파열 범위가 넓거나 완전 파열이 발생한 경우, 보존적 치료만으로는 회복이 어려워진다. 특히 힘줄이 안쪽으로 말려들어 가면서 파열이 점점 더 커지는 양상을 보이면, 수술을 통한 치료가 필요하다. 이 경우에는 관절 내시경을 이용해 손상된 회전근개를 봉합하고, 약해진 힘줄을 보강하는 '회전근개 봉합술'을 시행하게 된다. 적절한 시기에 수술을 진행하지 않으면, 통증은 물론 어깨의 움직임 자체가 제한되며 회복 기간도 길어질 수 있다.

회전근개 봉합술은 손상된 힘줄을 원래의 위치로 복원해 어깨의 기능을 회복시키는 수술이다. 일반적으로 전신마취 하에 시행되며, 수술 과정에서는 어깨에 작은 절개를 가한 뒤 관절 내시경을 삽입해 관절 내 구조를 정밀하게 확인한다.

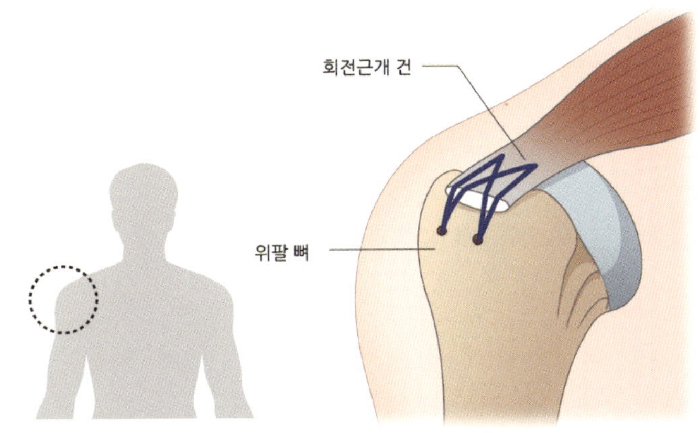

회전근개 봉합술

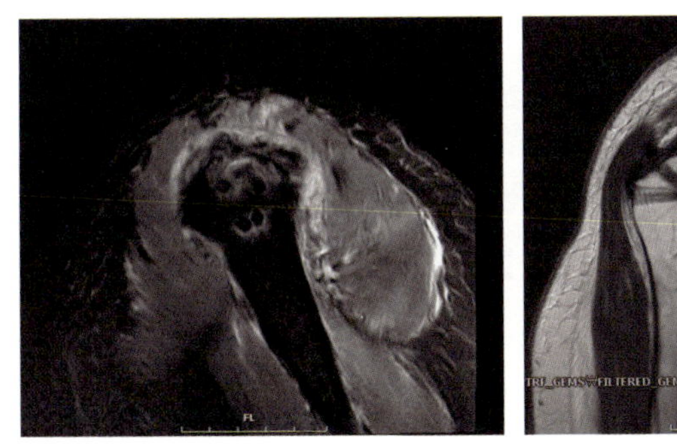
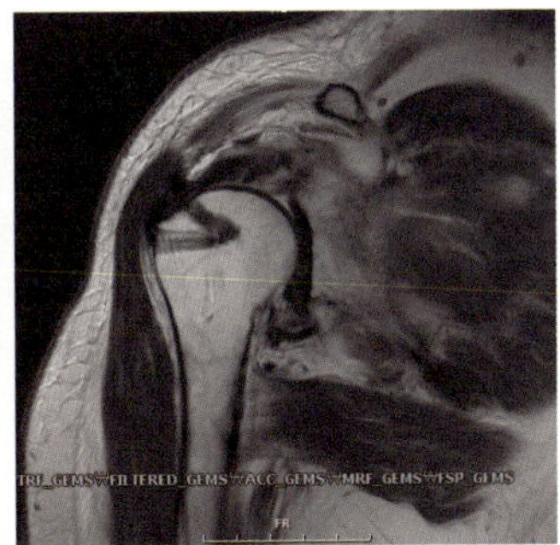

회전근개 봉합술(수술 후)

　손상된 회전근개는 원래의 위치로 다시 재배치되고, 특수한 봉합사나 핀을 사용하여 힘줄을 뼈에 단단히 고정한다. 이렇게 고정된 회전근개는 다시 제 기능을 수행할 수 있도록 회복 과정을 거치게 된다. 수술의 주요 목적은 어깨의 기능을 회복시키고 통증을 줄이며, 재손상의 가능성을 최소화하는 것이다.

　회전근개 봉합술은 최소 침습적 방법으로 진행되기 때문에 회복이 상대적으로 빠르고 통증도 적은 편이다. 그러나 어깨 수술 후 적극적인 재활치료가 병행되어야 어깨 기능을 온전히 회복하고 성공적인 일상 복귀가 가능하다.

어깨뼈와 힘줄이 부딪히는 통증, 어깨 충돌 증후군

어깨 충돌 증후군은 어깨 관절을 움직일 때 어깨뼈(견봉)와 회전근개가 서로 충돌하면서 통증이 발생하는 질환이다. 이 증상은 어깨 위쪽의 견봉과 그 아래를 지나는 회전근개 사이의 공간이 좁아지면서 생긴다. 정상적인 경우, 이 공간은 어깨 힘줄이 원활하게 움직일 수 있을 만큼 충분히 넓지만, 반복된 사용이나 노화, 해부학적 구조의 문제로 이 공간이 좁아지면 뼈와 힘줄이 마찰을 일으켜 통증을 유발한다.

어깨의 안정성과 움직임을 담당하는 네 개의 회전근개 힘줄이 견봉과 반복적으로 부딪히거나 눌리게 되면 염증과 통증이 생기고, 결국 어깨의 운동 범위가 감소하게 된다. 특히 팔을 들어 올릴 때 통증이 심해지고, 증상이 악화되면 어깨를 움직이는 것 자체가 힘들어진다.

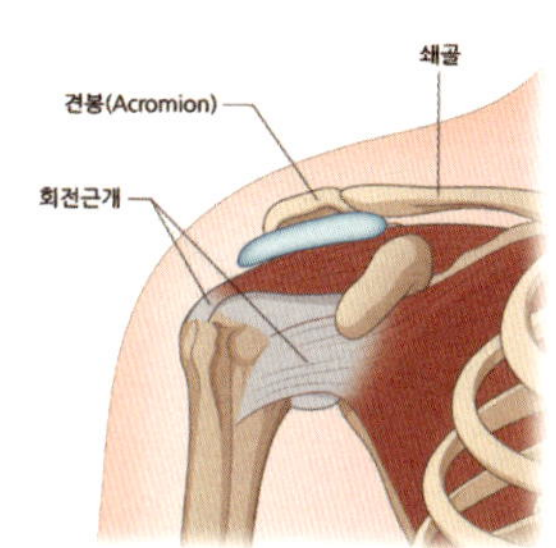

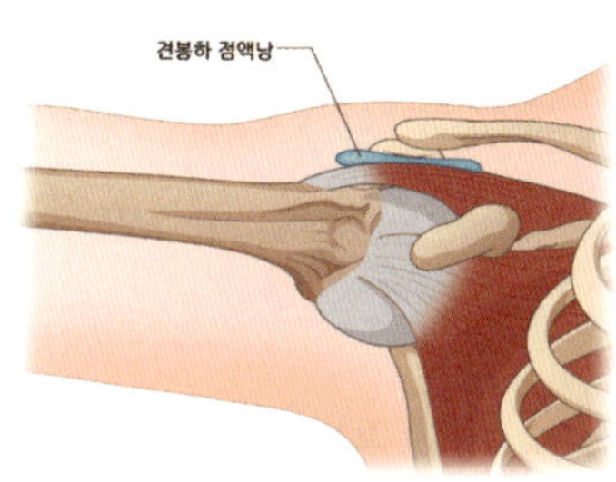

어깨충돌증후군

초기에는 한방치료, 약물치료, 물리치료, 체외 충격파치료 등 비수술적 방법으로 염증 감소를 통한 통증 완화를 시도하게 된다. 하지만 이러한 치료로도 증상이 좋아지지 않거나 통증이 점점 심해지는 경우에는 수술적 접근이 필요하다. 대표적인 수술 방법이 바로 견봉성형술(Acromioplasty)이다.

견봉성형술은 어깨 위의 견봉 뼈 일부를 깎아 내어 회전근개와의 공간을 넓혀 주는 수술이다. 견봉 아래의 공간이 넓어지면 회전근개가 더 이상 눌리거나 마찰하지 않게 되므로, 통증이 완화되고 어깨의 움직임도 자연스럽게 회복될 수 있다.

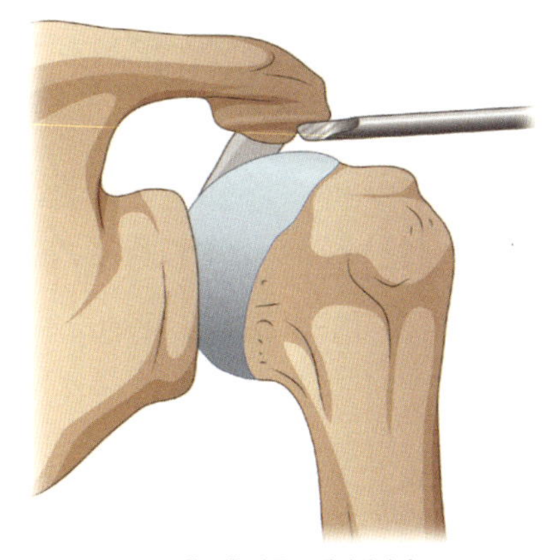

견봉성형술

이 수술은 일반적으로 관절경을 통해 최소 침습적으로 진행되며, 어깨 관절 내부를 직접 확인하면서 견봉의 과도한 뼈를 제거하거나 다듬는 방식으로 시행된다. 수술 부위에 큰 절개가 필요하지 않고, 회복이 빠르며 통증도 비교적 적은 편이어서 환자들의 만족도가 높은 편이다.

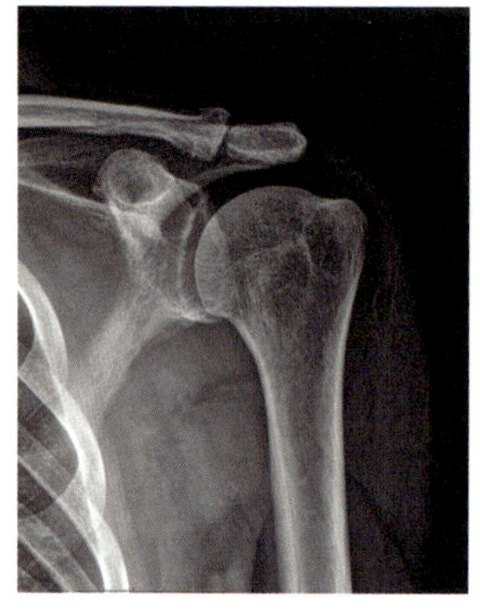
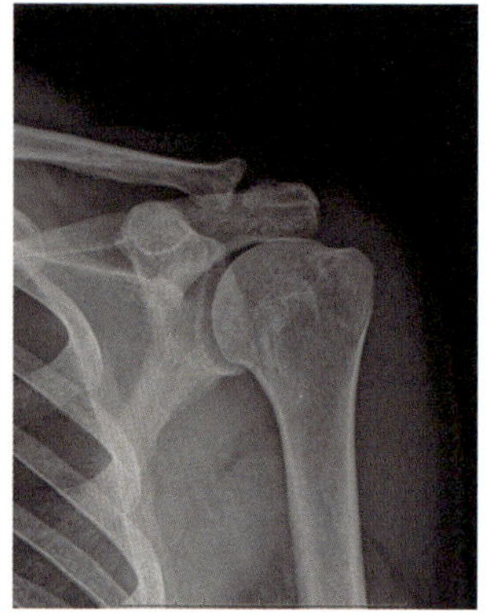

견봉성형술(수술 전)　　　　　　　견봉성형술(수술 후)

특히 회전근개 파열로까지 진행되지 않은 초기 단계의 충돌 증후군이라면, 견봉성형술만으로도 증상의 개선과 기능 회복이 충분히 가능하다. 물론 수술 이후에는 적극적인 재활치료와 근육의 기능 회복 운동이 필수적으로 병행되어야 어깨의 움직임을 오래도록 건강하게 유지할 수 있다.

어깨 힘줄에 돌이 생긴다고?
석회성 건염과 석회 제거 치료

석회성 건염은 어깨의 힘줄, 특히 회전근개의 힘줄 안에 칼슘이 침착되면서 발생하는 질환이다. 이 칼슘 침착물은 염증을 유발하고 주변 조직을 자극하면서 극심한 통증과 운동 제한을 일으킨다. 단순한 염증이 아니라, 어깨 안에 마치 '작은 돌멩이'가 생긴 듯한 상태로, 병명을 처음 들은 환자

　　　　　　　　　　　　　　　재활, 삶을 되돌리는 회복의 기술 ❶

들이 "정말 내 어깨에 돌이 생긴 건가요?"라고 놀라 묻는 경우도 많다.

석회성 건염은 주로 중년 여성에게 흔하게 나타나며, 반복적인 어깨 사용이나 호르몬 변화 등 다양한 원인으로 발생할 수 있다. 특히 어깨를 많이 사용하는 직업을 가진 사람들에게서 자주 관찰된다. 어떤 경우에는 침착된 석회질이 자연스럽게 흡수되며 증상이 호전되기도 하지만, 석회가 계속 남아 있거나 염증이 반복되면 만성통증으로 이어지며 일상생활에 큰 지장을 초래할 수 있다.

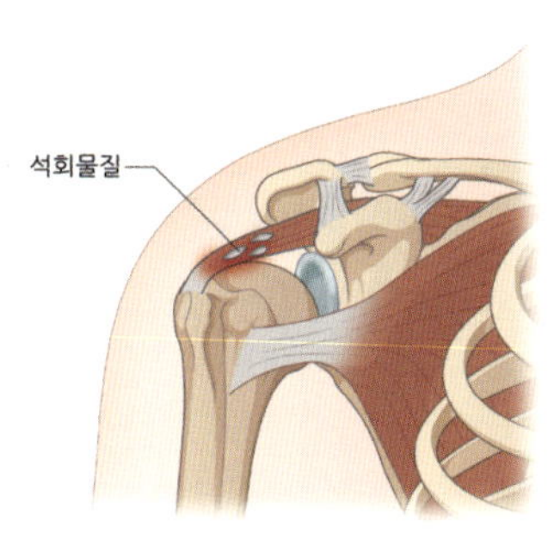

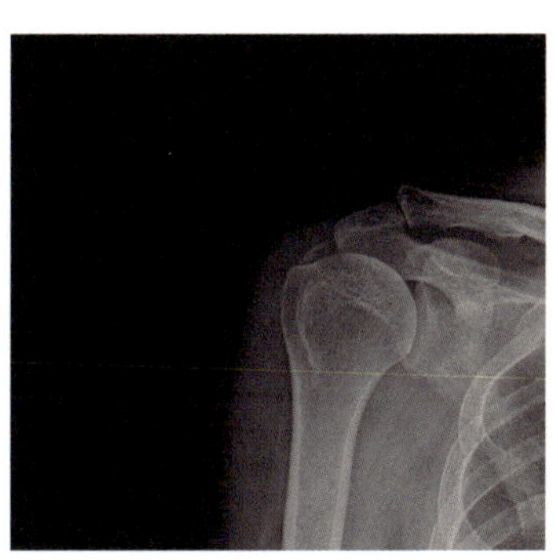

석회성 건염
석회성 건염(수술 전)

석회성 건염의 대표적인 증상은 갑작스럽고 극심한 통증이다. 특히 팔을 들어 올리거나 외전(팔을 옆으로 벌리는 동작)을 할 때 통증이 심해지고, 팔을 거의 움직이지 못할 정도로 아프다고 호소하는 경우도 많다. 이처럼 일상적인 동작조차 어렵게 만드는 통증은 삶의 질을 심각하게 떨어뜨릴 수 있다.

초기에는 한방치료, 약물치료, 물리치료, 체외 충격파치료 등의 보존적 치료로 염증을 완화하고 통증을 줄이는 것이 기본적인 접근이다. 그러나 통증이 심하거나 석회가 크고 단단해져 보존적 치료로 효과를 보기 어려운 경우에는 보다 적극적인 치료가 필요하다.

'석회 주사 흡입술'은 수술 없이 초음파 유도하에 석회질을 직접 제거하는 비수술적 치료법이다. 이 방법은 석회성 건염으로 인해 발생한 통증과 기능 저하를 최소 침습적으로 개선할 수 있는 방법으로, 회복 시간이 짧고 일상 복귀가 빠르다는 장점이 있다.

시술 전에는 초음파나 영상 검사를 통해 석회질의 위치와 크기를 정밀하게 확인한다. 이후 국소마취를 한 뒤, 주삿바늘을 석회질이 있는 부위에 삽입하여 생리식염수 같은 용액을 주입하고, 석회를 부드럽게 만든 후 흡입하여 제거한다. 이 과정은 석회의 크기와 위치에 따라 시술 방법을 조금씩 조절하게 되며, 시술 후 초음파로 결과를 다시 확인하고 시술 부위를 정리한다.

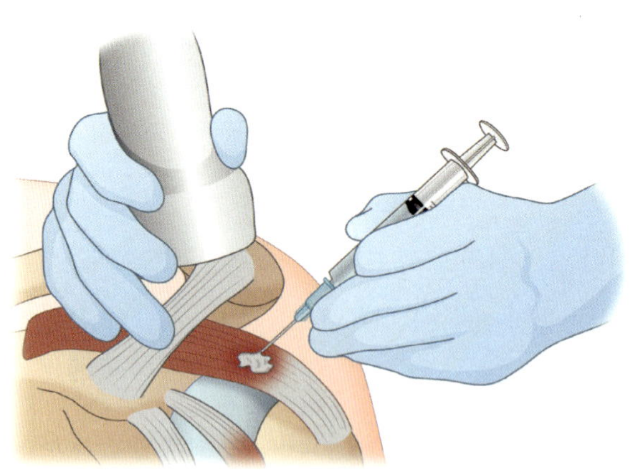

석회 주사 흡입술

이 시술은 대부분의 환자에게 비교적 안전하고 효과적인 결과를 보이지만, 간혹 석회질이 완전히 제거되지 않을 수도 있으며, 이후에도 석회가 재형성되는 경우 추가 치료가 필요할 수 있다. 따라서 시술 후에는 어깨를 무리하게 사용하지 않도록 주의하고, 담당 의사의 지시에 따라 점진적으로 어깨 운동을 재개하는 것이 중요하다.

비수술적 치료로도 증상이 호전되지 않거나 석회가 크고 딱딱하게 굳어져 있는 경우에는 관절 내시경을 이용한 석회 제거술이 필요할 수 있다. 이 수술은 어깨 관절을 작게 절개한 뒤 관절 내시경으로 내부를 확인하고, 석회질을 직접 제거하는 방법이다.

수술 과정에서 염증을 유발하는 석회질을 완전히 제거함으로써 어깨 힘줄에 가해지는 압박과 자극을 줄이고 기능 회복을 도모하게 된다. 최소 침습 수술이기 때문에 비교적 빠른 회복이 가능하지만, 수술 후에도 어깨 기능을 정상적으로 되찾기 위해서는 충분한 재활과 관리가 필요하다.

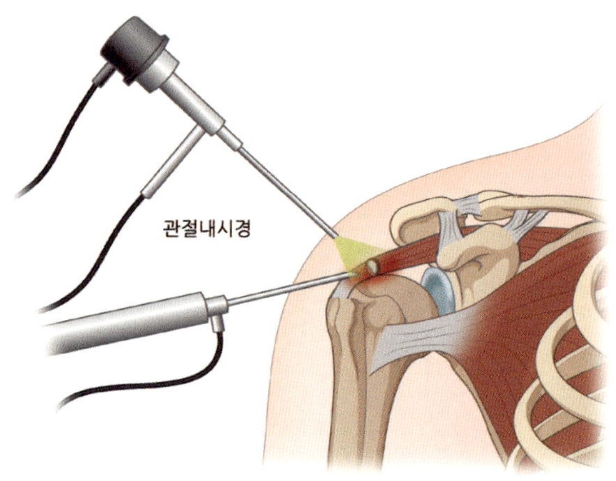

관절경하 석회 제거술

야구 투수들의 고질병 'SLAP 파열'
(관절와순 봉합술과 이두장건 수술)

상부 관절와순 파열, 즉 SLAP lesion은 어깨 관절 상부에 위치한 관절와순(labrum)이 손상되는 질환이다. 관절와순은 어깨뼈와 팔뼈가 만나는 부위에 위치한 연골 조직으로, 어깨 관절의 안정성을 유지하고 부드러운 움직임을 가능하게 해 준다.

SLAP 파열은 주로 외부 충격, 반복적인 스트레스, 또는 팔을 과도하게 사용하는 움직임에서 발생하며, 특히 야구 투수처럼 팔을 머리 위로 휘두르는 '오버헤드' 동작이 많은 운동선수들이나 무거운 물건을 반복적으로 들거나 갑작스럽게 팔을 당기는 동작을 자주 하는 일반인에게도 발생할 수 있다.

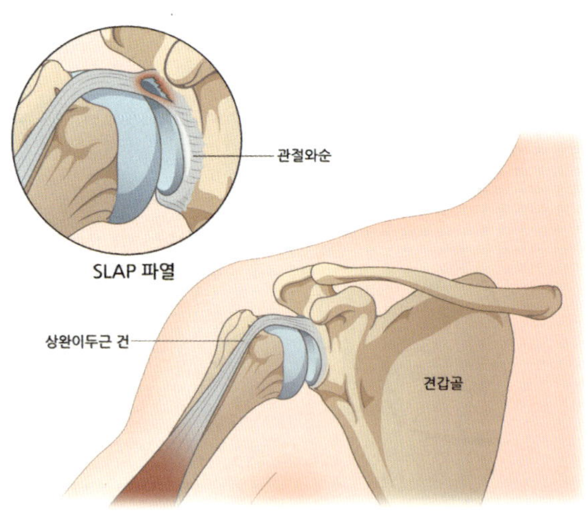

SLAP 파열

이 질환의 대표적인 증상은 어깨를 움직일 때 느껴지는 통증이다. 특히 팔을 들어 올려 어깨를 회전시킬 때 통증이 심해지고, 어깨 속에서 '딱딱' 하는 소리나 마찰감이 느껴지기도 한다. 팔에 힘이 빠지거나 어깨 관절이 불안정한 느낌이 들고, 일정 각도로 팔을 움직일 때 어깨가 빠질 듯한 불편감을 호소하는 환자도 많다.

SLAP 파열은 관절와순의 찢어진 부위와 범위에 따라 증상의 정도가 달라지며, 치료 방법 역시 이에 따라 결정된다. 방치할 경우 어깨의 운동 범위가 점점 제한되고 스포츠 활동은 물론 일상생활에도 큰 지장을 줄 수 있다.

관절와순 봉합술은 손상된 관절와순을 다시 원위치에 고정하여, 어깨 관절의 안정성을 회복시키는 수술이다. 이 수술은 대부분 관절경을 이용한 최소 침습적 방식으로 진행되며, 관절 내부를 직접 확인하면서 찢어진 부위를 실로 봉합하거나 특수한 고정 장치를 사용하여 단단히 고정한다.

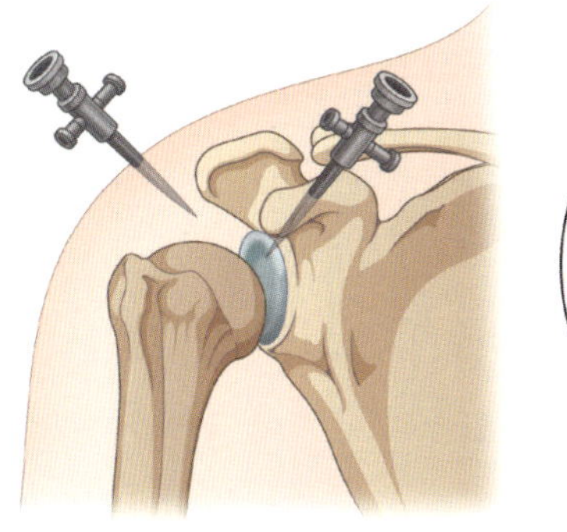
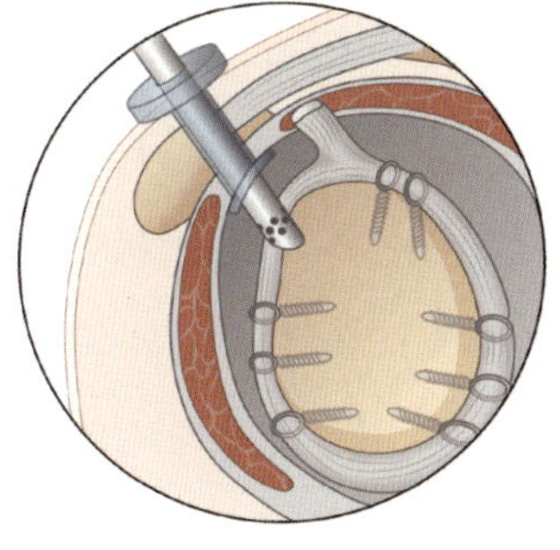

관절와순 봉합술

이 수술을 통해 어깨의 기능적 회복은 물론 통증 완화와 재손상 방지가 가능하며, 특히 어깨를 많이 사용하는 사람들에게서 좋은 예후를 보인다. 다만, 수술 후에는 어깨의 움직임을 제한하며 일정 기간 재활치료가 반드시 병행되어야 한다.

SLAP 파열과 동반되는 경우가 많은 이두장건의 염증 또는 파열은, 어깨 통증의 또 다른 원인이다. 이두장건은 상완이두근의 장두 힘줄로, 관절 상부를 지나면서 관절와순과 연결되어 있는데, 이 힘줄이 염증을 일으키거나 손상되면 SLAP 증상을 악화시킬 수 있다.

이두장건 절제술은 손상된 이두장건의 병변 부위를 제거함으로써 통증을 줄이고 염증을 가라앉히는 수술이다. 관절경으로 시행되며 과도하게 손상된 부위를 잘라 냄으로써 관절 내 자극을 줄이고 어깨 기능을 개선할 수 있다. 특히 고령자나 이두장건의 회복 가능성이 낮은 경우, 이 수술이 효과적인 대안이 될 수 있다.

이두장건 고정술은 손상된 이두장건을 적절한 위치에 다시 고정하여 어깨의 기능과 안정성을 회복하는 수술이다. 관절경을 통해 이두장건을 직접 확인한 뒤, 힘줄을 다른 위치로 옮겨 특수 장비나 봉합사로 단단히 고정하는 방식으로 진행된다.

이 수술은 이두장건이 파열되어 기능이 떨어진 경우나, SLAP 병변과 함께 통증이 심한 경우에 시행된다. 힘줄의 구조적 기능을 복원함으로써 어깨 관절이 다시 안정되도록 돕고, 통증 없이 움직일 수 있는 범위를 넓혀 주는 데 중점을 둔다.

이두장건 절제술과 고정술은 병변의 정도와 환자의 활동 수준, 연령 등

 재활, 삶을 되돌리는 회복의 기술 ❶

을 고려해 선택되며 모두 SLAP 병변과 연관된 어깨 통증을 효과적으로 줄여 줄 수 있는 치료법이다.

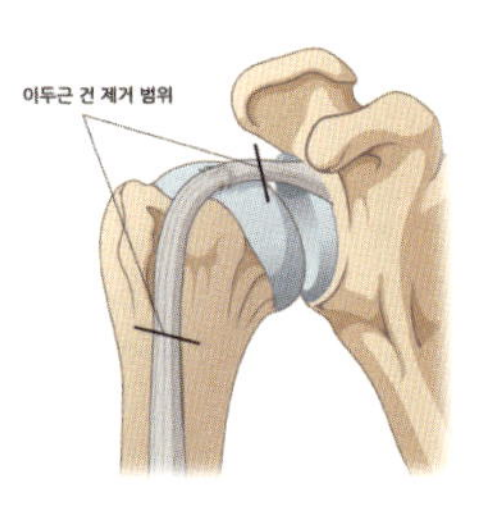
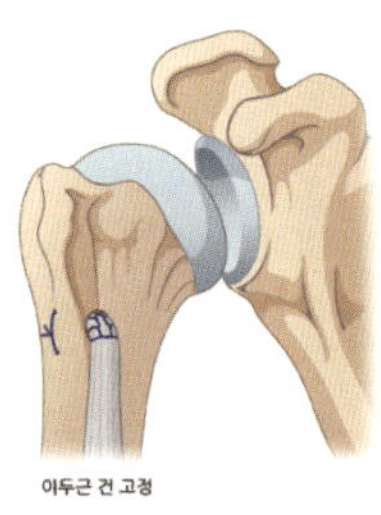

이두장건 고정술

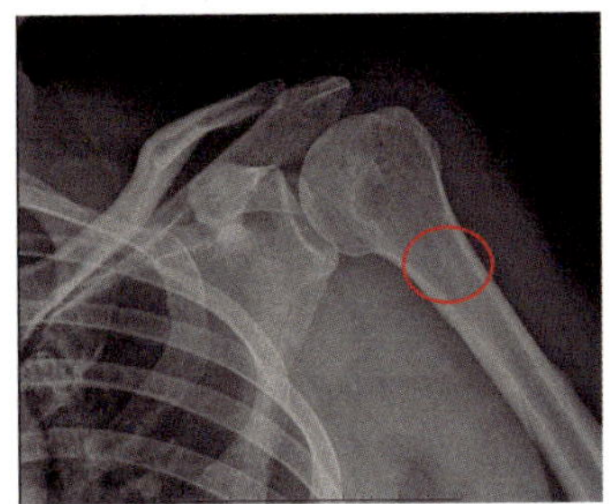

이두장건 고정술(수술 후)

일반 인공관절 전치환술과 역행성 인공관절 전치환술

어깨 인공관절 수술은 어깨 관절의 기능이 심각하게 손상되어 일상생활이 어렵거나 극심한 통증으로 인해 다른 치료 방법이 효과를 보지 못하는 경우에 시행된다. 주로 퇴행성 관절염, 고령층의 심각한 골절, 회전근개 파열 후 기능이 되살아나지 않는 경우, 또는 반복적인 손상으로 관절 자체가 손상된 상황에서 고려된다.

이 수술은 손상된 어깨 관절을 인공관절로 대체해 통증을 완화하고 움직임을 회복하는 것을 목표로 한다. 단순한 통증 치료를 넘어 삶의 질을 회복하기 위한 적극적인 치료 방법이다.

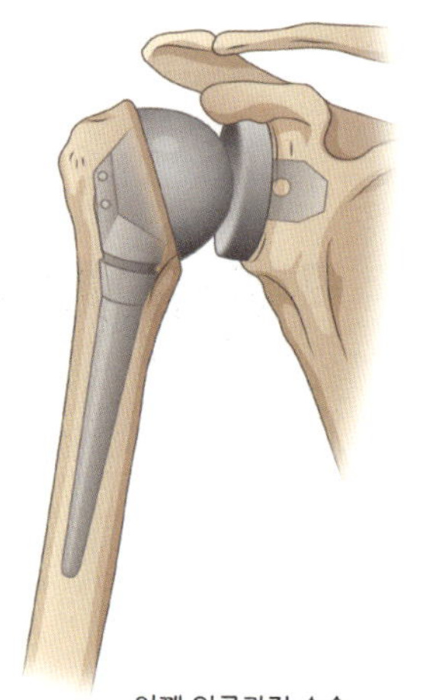

일반 인공관절 전치환술

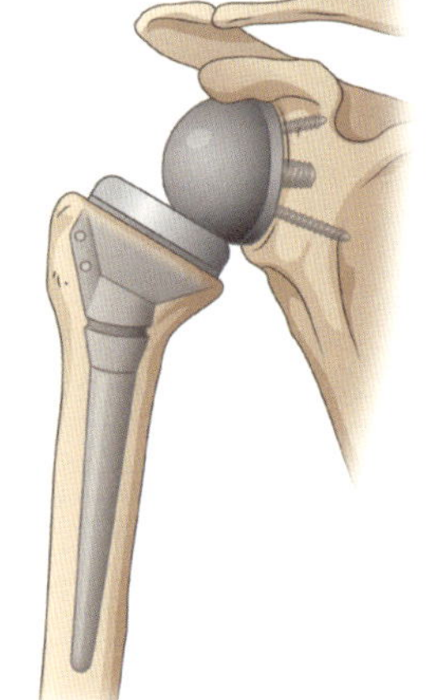

역행성 인공관절 전치환술

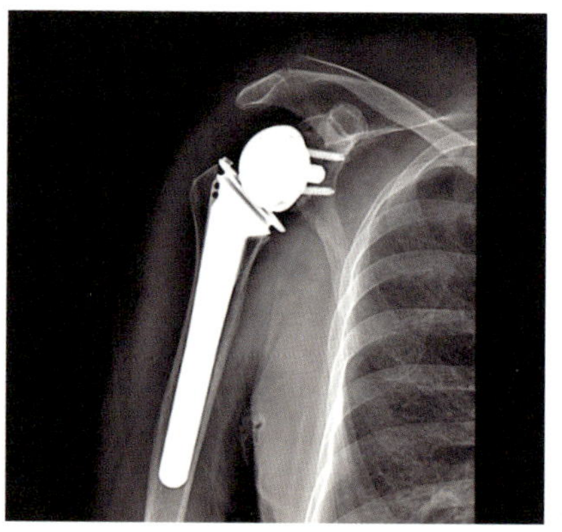

역행성 어깨 인공관절 수술(수술 후)

어깨 인공관절 전치환술(Total Shoulder Arthroplasty, TSA)은 관절의 상반부(상완골두)와 하반부(관절와)를 모두 인공 재질로 교체하는 방식이다. 관절염이 심하거나 관절 표면이 마모된 경우, 손상된 뼈와 연골을 제거하고 금속과 고분자 재질로 된 인공관절을 삽입해 관절 기능을 재건하게 된다.

수술 후에는 대부분의 환자들이 통증에서 빠르게 해방되고, 어깨의 운동 범위도 크게 개선된다. 특히 일상적인 동작, 예를 들어 머리를 감거나 물건을 집는 일 등이 수월해지는 경우가 많다. 그러나 회복에는 시간이 걸리며 감염, 인공관절의 이탈, 마모 등과 같은 합병증 가능성도 존재하므로 정기적인 검진과 관리가 중요하다.

역행성 어깨 인공관절 전치환술(Reverse Shoulder Arthroplasty, RSA)은 일반적인 관절 구조와는 반대로, 어깨 관절의 볼(Ball)과 소켓(Socket)의 위치를 바꾸어 인공관절을 삽입하는 방식이다. 이 수술은 특히 회전근개가 심하게 손상되어 더 이상 기능하지 못하는 경우에 선택된다.

기존에는 회전근개가 어깨의 움직임을 주도했지만, 역행성 인공관절에서는 삼각근 같은 주변 근육이 어깨를 들어 올리는 데 주요 역할을 하도록 구조가 변경된다. 즉, 손상된 회전근개 대신 다른 근육들이 어깨의 움직임을 보완할 수 있도록 설계된 수술이다.

역행성 어깨 인공관절 수술은 고령 환자나 퇴행성 질환으로 인해 회전근개 기능이 거의 없는 경우에 특히 효과적이며, 수술 후 통증 완화와 일상 기능 회복에 긍정적인 결과를 보인다. 다만, 이 수술 역시 감염, 탈구, 인공관절 마모와 같은 위험 요소가 있을 수 있고, 수술 후 적절한 재활과 지속적인 관절 관리가 매우 중요하다.

두 수술 모두 어깨 관절의 통증을 줄이고 움직임을 회복시키는 데 탁월한 효과를 보이지만, 수술만으로 회복이 끝나는 것은 아니다. 인공관절 수술 이후에는 반드시 재활치료를 통해 근육의 기능을 회복시키고 관절 주위 조직의 유연성을 되살려야 한다. 재활 없이 움직임을 소홀히 하면, 인공관절의 성능을 온전히 활용하지 못하고 오히려 운동 제한이 남을 수 있다.

의료진의 지시 아래 점진적인 운동과 일상 복귀 계획을 세우고, 정기적인 검진을 통해 인공관절의 상태를 지속적으로 확인하는 것이 중요하다. 어깨 인공관절 수술은 '멈춰 있던 어깨의 시간'을 다시 흐르게 하는 첫걸음이며, 이후의 관리와 노력이 진짜 회복을 완성한다.

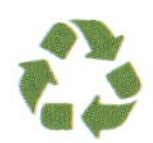

수술 후에도 아프고,
어깨가 안 움직이는 이유

어깨 움직임에도 '기준선'이 있다!

어깨는 우리 몸에서 가장 넓은 가동 범위를 자랑하는 관절 중 하나로, 다양한 방향으로 자유롭게 움직일 수 있는 구조를 가진다. 하지만 어깨 수술 후에는 움직임이 제한되거나 불편함을 느끼는 경우가 흔하다. 이는 대부분 회복 과정에서 발생하는 자연스러운 현상이다.

이때 중요한 것은 어깨가 얼마나 정상 범위 내에서 다시 움직일 수 있는지 확인하는 것이다. 이를 판단하는 기준이 바로 '이상적인 가동 범위'와 '임계 어깨 각도(Critical Shoulder Angle, CSA)'다.

일반적으로 건강한 어깨는 팔을 옆으로 드는 외전 시 약 180도, 팔을 바깥으로 돌리는 외회전 시 약 90도까지의 가동 범위를 보인다. 그러나 수술 후에는 수술 부위의 염증이나 흉터 조직, 근육의 긴장으로 인해 이러한 가동 범위가 일시적으로 줄어들 수 있다. 이는 흔한 회복 반응이며 일정한 시간과 적절한 재활을 통해 점차 개선될 수 있다.

특히 임계 어깨 각도(CSA)는 어깨뼈와 근육이 이루는 정렬 상태를 수

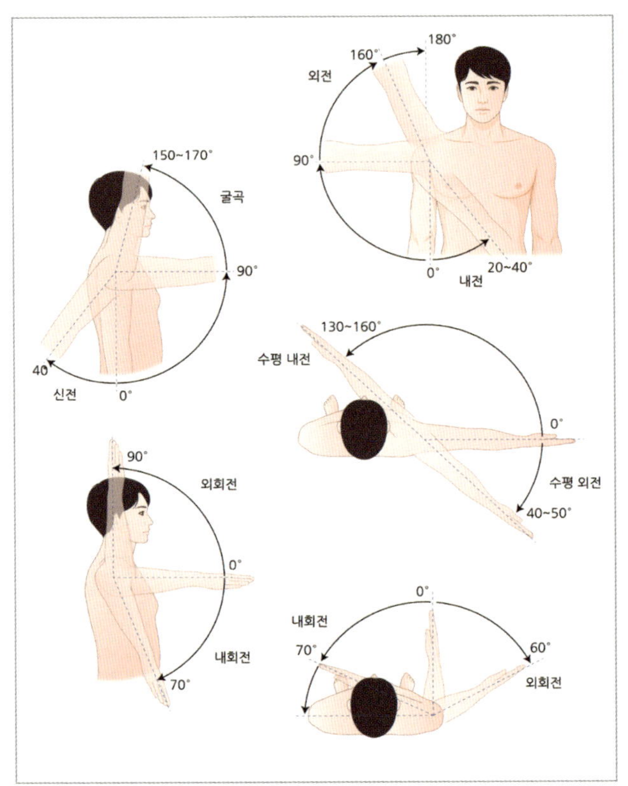

어깨 가동 범위

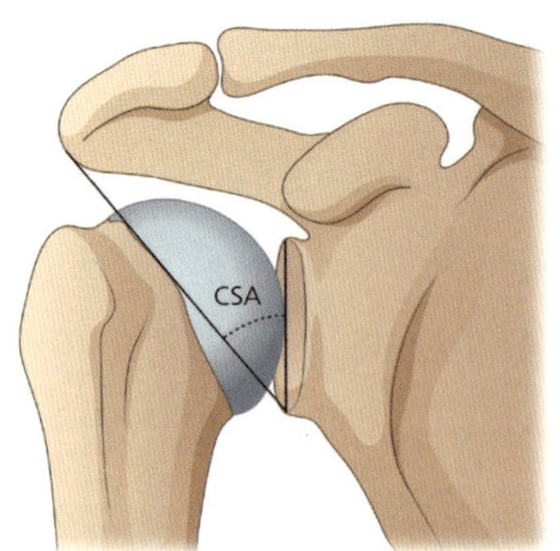

임계 어깨 각도

재활, 삶을 되돌리는 회복의 기술 ❶

치화한 개념으로, 어깨 관절의 안정성과 밀접한 관련이 있다. 이 각도가 지나치게 크거나 작으면 어깨의 외전이나 회전 동작이 제한되고, 회전근 개 손상이나 탈구와 같은 합병증 위험이 높아진다. 따라서 회복기에는 이 각도가 적절히 유지되고 있는지를 확인하는 것이 중요하다.

수술 후 어깨가 원래의 가동 범위와 안정적인 각도로 복귀하기까지는 환자마다 시간 차가 있다. 특히 외전 제한처럼 기능 회복에 핵심적인 문제는 재활치료를 통해 서서히 개선되며, 꾸준한 재활 운동과 관리가 어깨의 기능 회복에 있어 결정적인 역할을 한다.

'무조건 조심'은 오히려 회복을 방해한다!

어깨 수술 후 환자들이 흔히 저지르는 가장 큰 실수는 '움직이지 않는 것'이다. 통증과 불편감 때문에 손을 쓰지 않는 것이 도움이 된다고 생각하지만, 이는 오히려 회복을 방해하는 행동이 될 수 있다.

대표적인 부작용이 바로 유착성 관절낭염, 흔히 '오십견'이라 불리는 상태다. 이는 어깨 관절 주위 조직이 딱딱하게 굳으면서 관절의 움직임이 심각하게 제한되는 질환으로, 일단 발생하면 회복 속도가 매우 느리고 완전한 회복이 어려울 수도 있다.

또한 관절 주변 근육이 오랫동안 사용되지 않으면 위축되고 약화되기 쉽다. 특히 삼각근의 근력 약화는 회전근개 봉합술 후 흔히 나타나는 대표적인 후유증 중 하나로, 수술 이후 어깨를 사용하지 않으면 삼각근의 기능 저하가 어깨의 움직임을 더욱 제한하게 된다.

장기간 어깨를 전혀 사용하지 않으면 근육 위축과 관절 경직이 동시에 진행되며, 이는 결국 어깨의 가동 범위를 줄이고 일상생활의 불편함으로 이어진다. 심한 경우 수개월에 걸쳐 재활을 해도 이전 상태로 회복되지 않기도 하며, 장기적으로는 어깨 불균형과 만성통증을 유발할 수 있다.

어깨는 신체에서 가장 넓은 운동 범위를 가진 관절인 만큼, 회복을 위해서는 일정 수준 이상의 움직임이 꼭 필요하다. '조심하되, 움직인다'는 원칙을 기억하고, 의료진의 지시에 따라 단계적인 재활 운동을 꾸준히 이어 가는 것이 후유증을 예방하고 건강한 회복으로 가는 유일한 길이다.

잘못된 생활 습관이 회복을 망친다!

수술 자체는 성공적이었지만, 그 후에도 기존의 잘못된 생활 습관이나 자세를 그대로 유지한다면 어깨에 새로운 손상이 생기거나 재발 위험이 커진다.

많은 환자들이 "수술로 문제를 해결했으니 이제 괜찮다"며 예전처럼 무리한 활동을 반복하지만, 정작 회복을 방해하는 주범은 수술 전부터 지속되어 온 나쁜 습관들이다. 예를 들어, 장시간 잘못된 자세로 컴퓨터를 사용하거나 한쪽 어깨로만 무거운 가방을 메는 습관은 어깨에 비정상적인 긴장과 스트레스를 유발해 회복을 더디게 만들고, 새로운 통증까지 유발할 수 있다.

회복 중인 근육과 관절이 충분히 강해지지 않은 상태에서 무리하게 운동이나 활동을 재개하면 힘줄이나 인대에 재손상이 생길 수 있다. 실제로 이두장건 절제술을 받은 후 무리하게 팔을 사용하는 경우, 팔의 근육이 한쪽으로 불룩 튀어나오는 '뽀빠이 증상'이 나타날 수 있다. 이 증상은

재활, 삶을 되돌리는 회복의 기술 ❶

이두근 힘줄이 제 위치를 이탈하면서 생기며, 팔의 근력 저하와 어깨-팔의 전체 균형 붕괴로 이어질 수 있다.

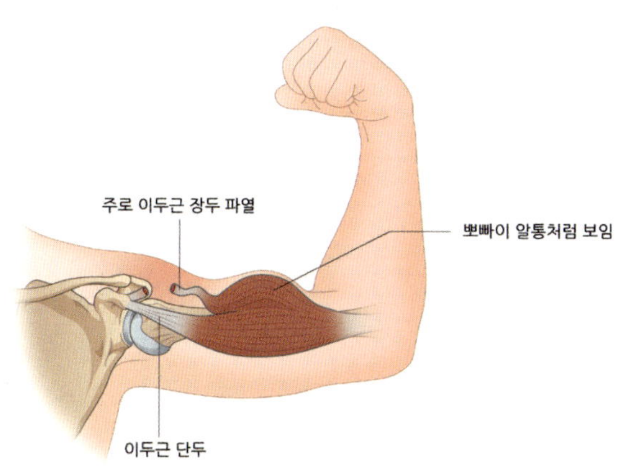

뽀빠이 증상

어깨는 평상시에도 많은 움직임이 요구되는 관절이기 때문에 잘못된 자세와 습관을 방치할 경우 회복된 기능을 오래 유지하기 어렵다. 따라서 수술 후에는 자신의 생활 습관을 점검하고, 어깨에 부담을 줄 수 있는 행동을 줄이거나 교정하는 것이 매우 중요하다. 올바른 자세와 균형 잡힌 운동, 그리고 생활 전반에 걸친 습관 개선이 동반되어야만 어깨의 건강을 지킬 수 있다.

수술이 회복의 시작이라면, 그 효과를 지속시키는 것은 생활 습관과 재활이다. 재활치료와 습관 교정이 함께 이루어지지 않는다면 수술의 효과는 오래가지 않을 수 있다.

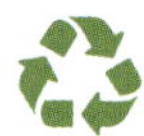

어깨 보조기의 올바른 활용법

보조기를 내 몸처럼, 잘 때도 빼지 말 것!

어깨 수술 후 보조기의 착용은 회복 과정에서 매우 중요한 역할을 한다. 보조기는 어깨 관절을 안정시키고 수술 부위를 보호하여 불필요한 움직임을 제한함으로써, 수술 부위의 재파열이나 추가 손상을 예방하는 데 큰 도움이 된다.

특히 회전근개나 관절와순 같은 조직의 봉합 수술 이후에는 이 부위가 안정적으로 치유되도록 돕기 위해 보조기의 착용이 필수적이다. 보조기는 수술 부위의 조직이 제자리에 잘 유지되면서 자연스럽게 회복될 수 있도록 설계되어 있으며, 수술 직후의 초기 회복 단계에서 그 중요성이 더욱 크다.

일반적으로 수술 후 첫 몇 주 동안은 수면 중에도 보조기를 착용할 것이 권장된다. 이는 수면 중 무의식적인 움직임이나 자세 변화가 수술 부위에 부담을 줄 수 있기 때문이다. 보조기를 착용하면 이런 무의식적인 움직임으로부터 어깨를 보호할 수 있고, 관절을 안정된 상태로 유지하여 상처의 긴장과 통증을 줄이는 데도 도움이 된다.

또한 보조기를 착용함으로써 수면 중 발생할 수 있는 2차적인 부상이나 감염 위험도 예방할 수 있다. 단, 보조기를 착용했을 때 불편함이나 통증이 심할 경우에는 억지로 착용을 유지하지 말고, 의료진과 상담하여 착용 상태를 조절하는 것이 좋다. 보조기의 기능도 중요하지만, 착용자의 편안함 역시 회복에 있어서 중요한 요소이기 때문이다.

수술 후 안정성을 위한 4~6주의 시간

회전근개 봉합술을 받은 환자들은 수술 직후 어깨를 20~30도 외전된 상태로 고정해 주는 외전 보조기를 착용하게 된다. 이 보조기는 어깨 관절의 외전 각도를 일정하게 유지시켜 회전근개의 긴장도를 최소화하고, 봉합 부위가 무리 없이 안정적으로 치유되도록 돕는다. 일반적으로 4~6주간의 착용이 권장되며, 이 시기 동안 조직의 자연 치유가 이루어지고, 재파열 위험이 현저히 낮아진다.

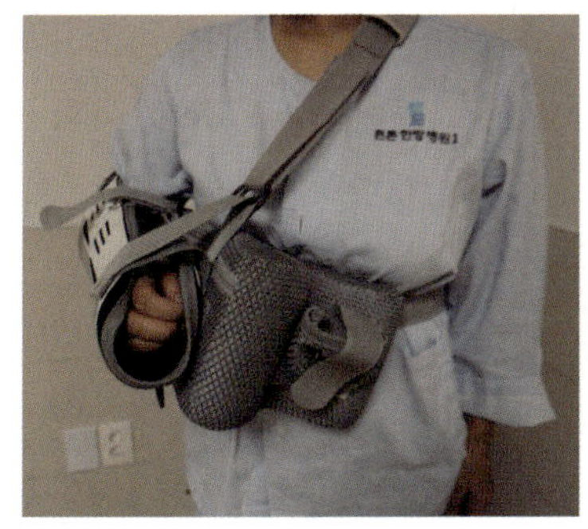

어깨 외전 보조기(전)

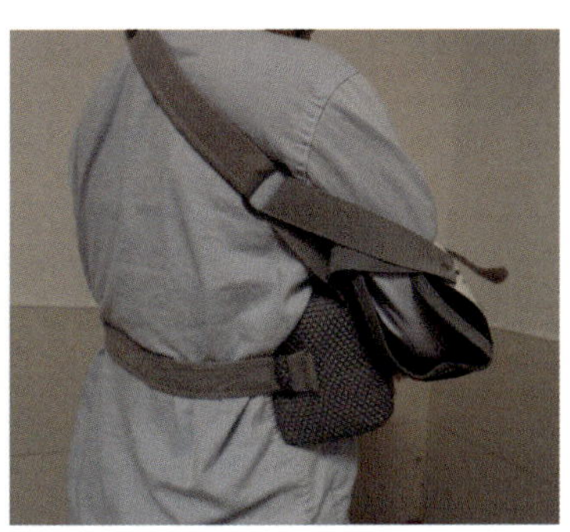

어깨 외전 보조기(후)

외전 보조기 외에도 슬링 형태의 보조기를 사용하기도 한다. 두 종류의 보조기는 역할은 다르지만, 통증 완화와 조직 치유라는 측면에서는 유의미한 차이가 없다는 연구 결과도 있다. 따라서 착용 기기는 환자의 상태와 수술 부위의 특성에 따라 선택될 수 있으며, 중요한 것은 정해진 착용 기간을 철저히 지키는 것이다.

수술 후 4~6주가 지나면 보조기의 착용을 줄이거나 중단할 수 있으며, 3개월이 경과하면 대부분의 일상생활이 가능해진다. 6개월 정도가 지나면 거의 모든 활동을 다시 수행할 수 있는 수준까지 회복이 이루어진다. 이 시기에는 어깨의 기능을 점진적으로 회복시키는 재활 운동이 병행되어야 한다.

관절와순 봉합술, 이두장건 절제술, 이두장건 고정술과 같은 수술을 받은 경우에도 초기 회복기 동안의 보조기 착용은 중요하다. 이들 수술 후에는 일반적으로 2~4주간 보조기를 착용하는 것이 권장되며, 이 기간 동안 어깨의 안정성을 유지하고 수술 부위의 초기 치유를 도모한다.

2~4주의 착용 기간이 지나면 보조기를 점차 벗고, 점진적인 움직임을 통해 관절의 가동 범위를 회복해 나가야 한다. 이후에는 전문적인 재활 치료를 통해 어깨 관절의 기능을 정상 수준으로 회복시키는 것이 목표다. 보조기의 착용은 단순히 어깨를 '고정하는 장치'가 아니라, 수술 이후 어깨가 다시 기능을 되찾기 위한 회복의 방향을 잡아 주는 도구임을 이해해야 한다.

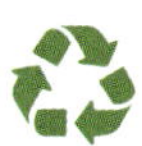

병원에서 하는 재활치료

어깨 수술은 끝이 아니라 시작이다. 수술 자체가 구조적인 문제를 해결해 주는 역할을 했다면, 이후 병원에서의 재활치료는 기능 회복을 위한 본격적인 여정이다. 적절한 재활치료는 통증을 줄이고 어깨 관절의 유연성과 가동 범위를 회복시키며, 다시 일상으로 돌아가기 위한 힘을 기른다.

병원에서는 각 환자의 수술 유형과 회복 단계에 맞춘 다양한 재활치료가 진행된다. 여기서는 대표적인 병원 재활 프로그램들을 소개하며, 그 의미와 역할을 하나씩 짚어 보고자 한다.

능동과 수동을 구분한 운동치료: CPM과 운동치료

어깨 수술 후 시행되는 운동치료는 크게 수동 운동과 능동 운동으로 나눌 수 있다. 두 운동은 회복 시기와 환자의 상태에 따라 단계적으로 시행되며, 각각의 목적과 효과가 다르다.

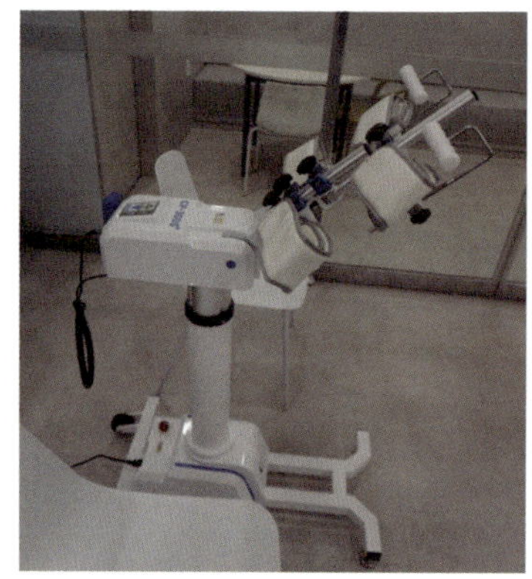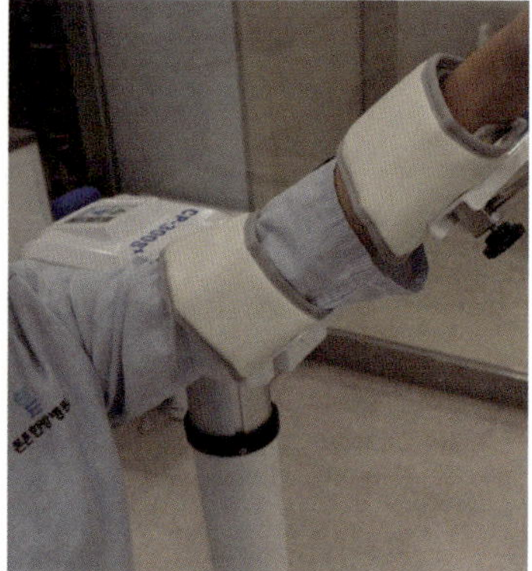

어깨 CPM

수동 운동의 대표적인 예가 바로 CPM 치료다. CPM(Continuous Passive Motion)은 어깨를 일정한 각도로, 일정한 속도로 기계가 대신 움직여 주는 장비를 통해 수술 후 경직된 관절의 가동 범위를 회복시키는 치료법이다.

특히 수술 직후 아직 환자가 스스로 움직이기 어려운 초기 회복 단계에서 주로 사용되며, 관절이 굳는 것을 막고 통증을 최소화하면서 점진적으로 가동 범위를 늘려 나갈 수 있도록 돕는다. 환자의 회복 속도와 통증 상태에 따라 CPM의 움직임 각도와 강도가 조절되며, 정상 가동 범위까지의 회복을 목표로 한다.

능동 운동은 환자가 스스로 근육을 사용해 움직이는 훈련으로, 회복이 일정 수준 진행된 이후부터 적용된다. 물리치료사의 지도 아래 시행되며 근력 강화 운동, 관절 스트레칭, 균형 운동 등이 포함된다. 수동 운동이 관절의 유연성을 회복하는 데 초점이 있다면, 능동 운동은 실제 어깨 기능을 되살리는 데 중점을 둔다.

 재활, 삶을 되돌리는 회복의 기술 ❶

초기에는 가벼운 움직임으로 시작하여 점차 저항 운동이나 다양한 방향의 운동으로 확장해 가며, 일상에서 필요한 팔의 기능을 무리 없이 수행할 수 있도록 회복시킨다. 능동 운동 역시 회복 단계에 따라 점진적으로 강도를 높이며 진행되므로, 전문 치료사의 지도 아래 안전하게 수행되어야 한다.

어깨 균형을 바로잡는 도수치료

도수치료는 물리치료사가 손을 이용해 근육, 관절, 인대 등의 연부조직을 직접 조작하는 치료법이다. 어깨 수술 후 회복 과정에서 도수치료는 관절의 경직을 풀고, 어깨 움직임의 균형을 바로잡아 주는 데 핵심적인 역할을 한다.

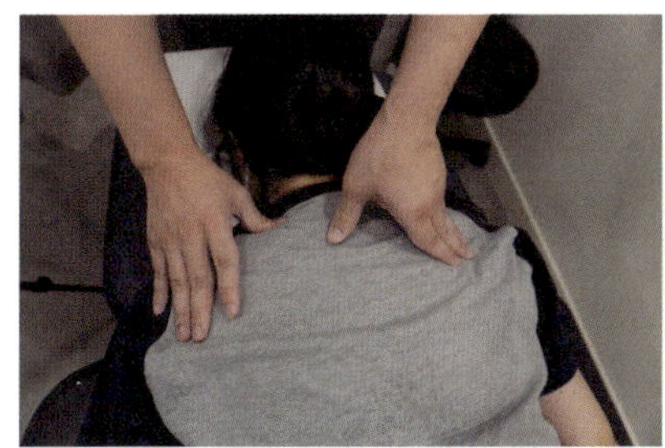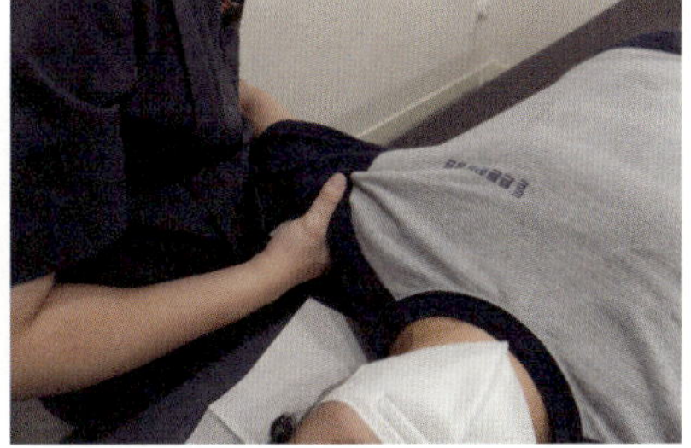

도수치료

특히 수술 이후 근육이 과도하게 긴장되거나 움직임에 비대칭이 생긴 경우에는 숙련된 치료사의 손길을 통해 어깨 주변 조직을 부드럽게 이완시키는 과정이 필요하다. 이 과정은 관절 가동 범위를 자연스럽게 넓혀 주고 통증을 완화하며, 전반적인 회복 속도를 끌어올릴 수 있다.

도수치료는 단순한 마사지와는 다르다. 치료사는 어깨의 구조적 특성과 환자의 현재 상태를 정확히 파악한 후 어깨 관절의 불균형, 비대칭, 근육 긴장 등을 정밀하게 조절한다. 이를 통해 어깨에 가해지는 부담을 줄이고 재손상을 예방하며, 수술 후 올바른 움직임을 되찾는 데 도움을 준다.

통증을 줄이고 회복을 돕는 보완적 접근: 한방치료와 물리치료

어깨 수술 후 통증을 조절하고 회복을 가속화하기 위한 방법으로, 한방치료와 물리치료가 병행되기도 한다. 이들은 각기 다른 방식으로 어깨의 염증과 통증을 줄이고 조직의 재생을 촉진하며, 전체적인 회복을 지원한다. 환자의 상태와 수술 부위의 특성에 따라 적절히 조합되어 사용된다.

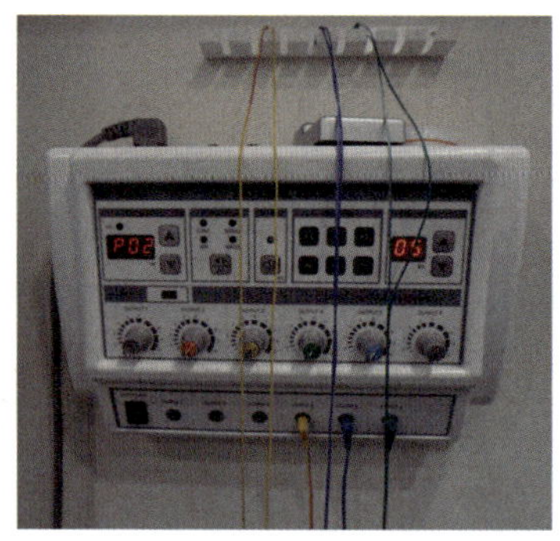

침 전기 자극기

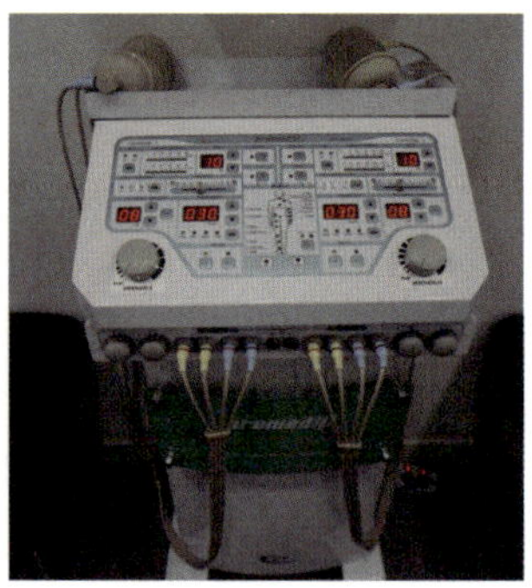

물리치료기 ICT

또한 한방치료는 수술 부위에는 직접 시술하지 않고 어깨 주변의 주요 경혈점에 시술하고 있어서, 시술 후 2차 감염 등의 우려는 하지 않아도 된다.

재활, 삶을 되돌리는 회복의 기술 ❶

한방치료는 전통의학에 기반한 방법으로, 수술 후의 통증 완화와 회복 촉진을 목표로 한다.

특히 침치료과 뜸치료는 어깨 부위의 혈류를 개선하고 염증을 줄이는 데 효과적인 치료로 알려져 있다.

침치료는 어깨 수술 부위가 아닌 어깨 주변의 경혈에 신경과 근육을 자극함으로써 통증을 완화시키는 방식이다. 이 자극은 국소적인 염증 반응을 억제하고 신경계를 안정시켜 수술 후 발생하는 통증과 근육의 경직을 줄이는 데 도움을 줄 수 있다. 또한 뜸 치료는 따뜻한 열기를 어깨 관절과 그 주변 조직에 전달하여 혈액순환을 촉진하고 손상된 조직의 회복을 가속화하는 데 사용된다.

이러한 한방치료는 부작용이 적고 신체 전반의 균형을 맞추면서 자연스럽게 회복을 유도하는 '보완적 치료'로 활용될 수 있다.

현대 재활치료의 중심에는 다양한 기기를 활용한 물리치료가 있다. 어깨 수술 후에는 전기 자극, 초음파, 레이저 치료 등이 통증과 염증을 줄이는 데 폭넓게 활용된다.

경피적 전기 신경 자극 치료(TENS)는 미세한 전류를 통해 어깨 주변의 신경을 자극하여 뇌로 전달되는 통증 신호를 차단하고 근육을 이완시키는 효과가 있다. 이 치료는 어깨 부위의 만성통증이나 수술 후 남은 불편함을 줄이는 데 효과적이며, 근육의 긴장을 완화시켜 전반적인 회복을 도와준다.

초음파 치료는 고주파 초음파를 이용해 어깨의 깊은 조직까지 열을 전달함으로써 세포 재생과 혈류 순환을 촉진하고 염증을 줄이는 데 기여한다. 특히 피부 표면이 아닌 깊숙한 조직에 작용하기 때문에 뻣뻣하거나 깊은 통증을 완화하는 데 적합하다.

레이저 치료는 저출력 레이저를 사용해 염증 부위에 직접 작용함으로써 세포 재생을 촉진하고 통증을 줄인다. 이 치료는 상처 회복을 가속화하고 조직 손상을 줄이면서, 어깨의 전반적인 기능 회복을 적극적으로 지원한다.

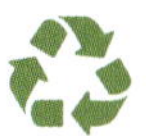

집에서 따라 하는 재활

병원에서 하는 재활치료만큼 중요한 것이 바로 집에서 실천하는 자가 재활 운동이다. 어깨 수술은 단순히 의학적 문제를 해결하는 출발점일 뿐, 일상으로의 복귀는 대부분 환자 스스로의 꾸준한 노력에 달려 있다.

집에서의 재활은 '언제, 무엇을, 어떻게 하느냐'가 중요하다. 시기별로 운동의 종류와 강도를 정확히 조절해야 하며, 통증이나 불편함이 느껴질 때는 즉각 대응하는 것이 재손상을 막는 핵심이다. 수술 후 단계별로 시행할 수 있는 집에서의 자가 재활 운동법을 구체적으로 알아보자.

수술 직후(0~3주): 손부터, 어깨는 천천히

수술 직후부터 3주까지는 어깨의 회복을 돕기 위한 아주 신중한 접근이 필요한 시기다. 이 시기에는 무리하게 어깨를 움직이기보다는 혈액순환을 촉진하고 근육의 위축을 방지하는 가벼운 운동을 중심으로 진행해야 한다.

어깨 관절은 최대한 안정시킨 상태에서 비교적 안전한 손·손목·팔꿈치 부위부터 움직이기 시작하는 것이 핵심이다. 가장 먼저 시작할 수 있는 운동은 손가락과 손목을 천천히 움직이는 것이다.

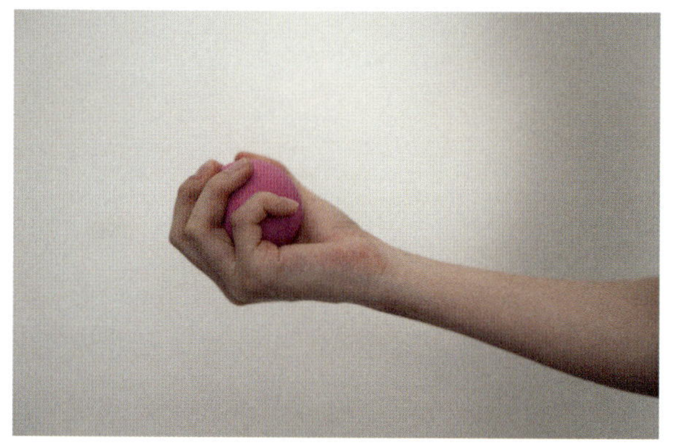

손 운동

- 손 운동: 손가락을 천천히 오므리고 펴는 악력 운동
- 손목 운동: 손목을 위아래로 부드럽게 움직이는 굴곡 운동

이러한 동작은 혈액순환을 촉진하고 부종을 예방하며, 상지 근육이 굳지 않도록 도와준다. 하루 2~3회 가볍게 시작해 점차 시간을 늘려 가며 시행하면 좋다.

- 팔꿈치 운동: 어깨에 부담을 주지 않는 선에서 어깨가 아닌, 팔꿈치를 부드럽게 구부렸다 펴는 운동도 추가할 수 있다. 팔꿈치를 천천히 가슴 쪽으로 당겼다가 다시 펴는 이 운동은 상완근을 자극하며 팔의 기본적인 기능을 유지하는 데 도움을 준다. 단, 이때 어깨가 같이 움직

이지 않도록 주의해야 하며, 불편함이 느껴지면 즉시 중단해야 한다.

- 진자운동: 어깨의 첫 가동 훈련

진자운동은 어깨에 직접 힘을 가하지 않으면서도 가벼운 가동 범위를 유지할 수 있는 가장 안전한 어깨 초기 운동 중 하나다. 건강한 쪽 팔로 탁자나 의자에 몸을 지지하고, 수술한 쪽 팔은 자연스럽게 아래로 늘어뜨린다. 이 상태에서 몸을 앞뒤로 또는 좌우로 살짝 흔들어 팔이 자연스럽게 흔들리도록 한다.

이때 포인트는 팔 자체를 움직이려 하지 말고, 몸의 움직임에 따라 팔이 '흔들리게' 만드는 것이다. 이 운동은 하루 1~2분씩 여러 차례 반복할 수 있으며, 어깨 관절의 유연성과 혈류 흐름을 유지하는 데 매우 효과적이다.

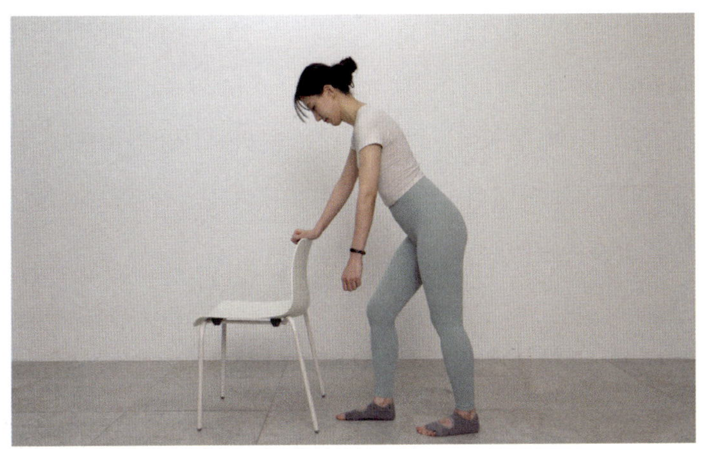

진자운동

수술 후 3~6주는 초기 회복 단계를 지나 어깨의 가동 범위를 서서히 회복해 나가는 시기다. 아직 어깨에 무리를 주어선 안 되지만, 이 시점부터는 조금씩 어깨를 직접 움직이는 훈련을 시작할 수 있다. 목표는 관절의 유연성을 되찾고, 근육의 위축을 예방하는 것이다. 다만, 이 시기에도 통증이 느껴진다면 즉시 운동을 중단하고 의료진의 지도를 받는 것이 중요하다.

- 막대기와 수건을 이용한 수동 어깨 운동

막대기나 수건은 초기 어깨 운동에서 유용하게 활용되는 도구다. 양손으로 막대기나 수건의 양 끝을 잡고, 건강한 팔의 움직임을 이용해 수술한 쪽 팔을 위아래 또는 좌우로 천천히 움직인다. 이 방식은 수동적 어깨 운동으로, 어깨에 직접적인 힘을 주지 않고도 관절을 부드럽게 움직일 수 있게 해 준다.

움직임은 천천히, 통증이 느껴지지 않는 범위에서만 실시해야 하며, 매일 10~15회 반복하면 좋다. 중요한 것은 어깨의 긴장을 풀고 움직임을 유도하는 데 있으며, 절대 무리해서는 안 된다.

- 근육은 자극하되, 움직임은 최소화: 등척성 운동

어깨 주변 근육을 자극하면서도 관절에 움직임을 거의 주지 않는 방식의 운동이 바로 등척성 운동이다. 대표적인 예는 팔꿈치를 90도로 구부린 채 벽에 대고, 천천히 벽을 밀어내는 방식

이다. 이렇게 하면 어깨 관절의 움직임 없이도 근육이 수축되며, 근력 회복에 효과적이다.

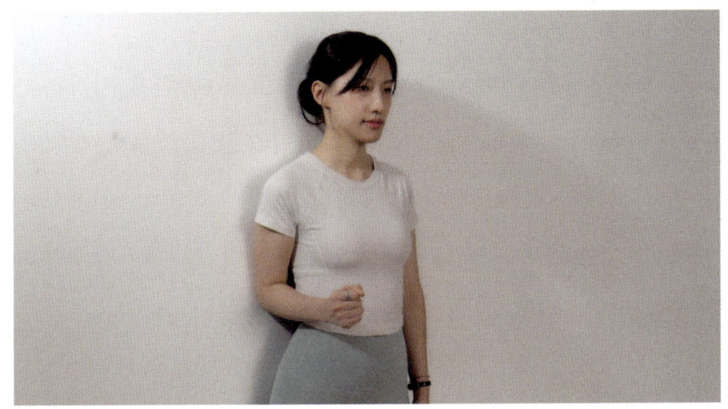

등척성 운동

한 번에 10초씩 밀기를 유지하며, 하루 5~10회 반복하는 것이 적당하다. 이 운동은 어깨에 부담을 거의 주지 않으면서도 근육을 활성화하는데 매우 유용하다.

- 어깨뼈의 움직임을 되살리는 견갑골 운동

어깨의 회복에서 간과하기 쉬운 부분이 바로 견갑골(어깨뼈)의 안정성이다. 앉은 자세에서 등을 곧게 펴고, 어깨를 들지 않은 채로 어깨뼈를 서로 부드럽게 모으는 동작을 반복한다. 이 운동은 어깨뼈의 움직임을 회복시키고, 어깨 관절 전체의 기능 회복에 중요한 역할을 한다.

한 세트에 5회씩, 하루 2~3세트 실시하는 것이 적당하며, 어깨가 들썩이지 않도록 주의해야 한다. 견갑골의 안정성은 어깨의 움직임과 연결되어 있기 때문에, 이 시기에 반드시 포함되어야 할 운동이다.

수술 후 3~6개월: 유연성과 근력, 두 마리 토끼를 함께 잡는 시간

수술 후 3~6개월은 어깨 기능이 본격적으로 회복되기 시작하는 시기로, 이전 단계에서 회복한 가동 범위를 바탕으로 근력을 강화하는 것이 가장 중요한 목표다. 이 시기에는 어깨 관절의 움직임이 상당 부분 회복되어 있지만, 여전히 무리한 운동은 피해야 하며, 통증이 발생하면 즉시 운동을 멈추고 전문가의 조언을 받는 것이 중요하다.

- 저항 밴드로 시작하는 근력 강화

저항 밴드는 가벼운 저항부터 시작해 점진적으로 강도를 높일 수 있어, 수술 후 근력 회복에 적합한 도구다. 밴드의 한쪽 끝을 고정하고, 반대쪽을 손에 쥐고 팔꿈치를 90도로 구부린 상태에서 팔을 천천히 바깥쪽(외회전)으로 벌려 주는 동작을 반복한다.

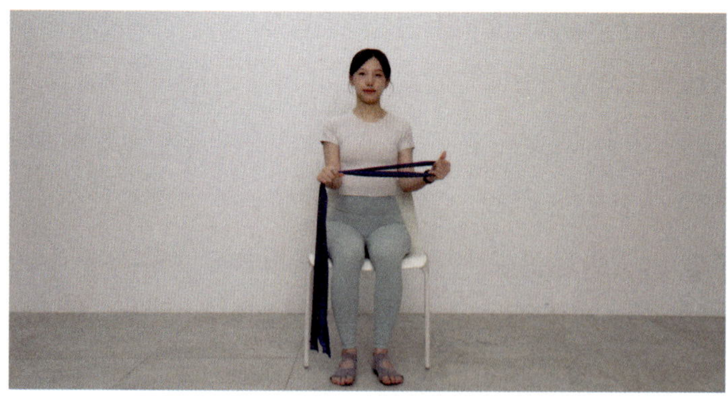

저항 밴드 운동

 재활, 삶을 되돌리는 회복의 기술 ❶

이 운동은 회전근개 근육을 강화해 어깨 관절의 안정성을 높이는 데 도움이 된다. 동일한 방식으로 내회전 운동도 함께 시행하면 어깨의 전반적인 근육 균형과 기능을 회복하는 데 효과적이다.

- 전면 거상·측면 거상으로 유연성과 근력 함께 잡기

팔을 들어 올리는 전면 거상(앞으로 들기)과 측면 거상(옆으로 들기) 운동은 어깨 근육과 유연성을 동시에 길러 주는 대표적인 재활 운동이다. 가벼운 아령이나 물병 등을 들고 팔을 천천히 들어 올렸다가 다시 천천히 내리는 동작을 반복한다.

무게는 너무 무겁지 않도록 하고, 동작 하나하나를 느리게 안정적으로 진행하는 것이 핵심이다. 이 운동은 어깨 전반의 근육을 고르게 강화하며, 회복된 가동 범위를 실질적인 기능으로 전환한다.

- 견갑골 강화 운동: 바닥에서 손바닥 밀기

바닥에 누운 상태에서 팔을 쭉 뻗고, 손바닥을 천장을 향해 밀어 올리는 운동은 견갑골의 안정성과 어깨 관절의 협응력을 동시에 높여 주는 동작이다. 팔을 위로 밀어 올릴 때 어깨 전체가 함께 상승하지 않도록 주의하면서 천천히 올렸다가 천천히 내리는 동작을 반복한다.

10~15회씩 반복하며 점차 횟수를 늘려 가면 어깨의 지구력과 내구성이 함께 향상된다. 이 운동은 어깨를 안정되게 지탱하는 능력을 회복시켜, 재손상을 예방하는 데도 중요한 역할을 한다.

이것만은 꼭 피하자!

자가 재활은 어깨 수술 후 회복에 매우 효과적인 방법이지만, 잘못된 방식이나 시기와 맞지 않는 운동은 오히려 재손상과 회복 지연을 초래할 수 있다. 어깨는 섬세한 구조를 가진 관절이기 때문에 조금만 무리를 가해도 염증이나 파열, 불균형으로 이어질 수 있다. 따라서 집에서 재활을 진행할 때 반드시 기억해야 할 몇 가지 주의 사항이 있다.

첫째, 초기 재활 시기부터 무거운 물건을 드는 것은 절대 금물이다.
특히 과도한 무게의 아령이나 저항 밴드 사용은 어깨 관절에 큰 스트레스를 주어 봉합된 조직에 다시 손상을 일으킬 수 있다. 근력 강화 운동은 반드시 가벼운 저항에서 시작해 천천히 강도를 늘리는 방식으로 진행해야 한다. 회복된 조직이 충분히 강해지기 전에는 중량 운동이 오히려 회복을 방해하는 독이 될 수 있다.

둘째, 재활 운동 중 약간의 불편함은 있을 수 있지만, 통증은 분명한 '경고 신호'다. 특히 갑작스러운 통증이나 이전보다 심한 불편감이 느껴진다면, 이는 회복 중인 조직에 과도한 부하가 걸렸다는 신호일 수 있다. 통증을 무시한 채 운동을 강행하면 염증이 생기고, 어깨 관절 내부 조직이 다시 손상될 수 있다. 통증이 발생하면 즉시 운동을 중단하고, 상태가 나아지지 않으면 반드시 전문가와 상담해야 한다.

셋째, 어깨 가동 범위를 늘리는 것은 재활에서 중요한 목표이지만, 너무 이른 시점에 최대 범위로 어깨를 움직이려는 시도는 위험하다. 특히 어깨를 뒤로 과도하게 젖히거나, 갑자기 팔을 들어 올리는 동작은 회복 중인 인대나 관절낭에 부담을 주고 다시 손상시킬 수 있다. 가동 범위는 회복 단계에 맞춰 서서히 확장해 나가야 하며, 단계별로 부드럽고 안전한 동작으로 접근하는 것이 원칙이다.

넷째, 수술한 어깨를 아끼는 마음에 반대편 어깨만을 사용하는 습관이 굳어지면, 몸의 균형이 무너지고 새로운 통증이 발생할 수 있다. 특히 오랜 시간 같은 자세를 유지하거나 한쪽 어깨만 반복적으로 사용하는 동작은 근육 불균형과 자세 틀어짐을 초래한다. 양쪽 어깨를 고르게 사용하는 생활 습관을 유지하고, 자주 스트레칭이나 자세 전환을 통해 어깨에 가해지는 일방적인 부담을 줄이는 것이 중요하다.

어깨 수술 후 자가 재활은 빠른 회복을 위한 필수적인 과정이지만, 무리하거나 잘못된 방법은 되려 회복을 더디게 하고 고통을 되풀이하게 만든다. 욕심내지 말고, 내 몸의 신호에 귀 기울이면서 하루 한 걸음씩 천천히 회복을 이어 가는 것이 가장 안전하고 효과적인 방법이다.

◆ 어깨 수술 후 시기별 재활 과정 한눈에 보기 ◆

시기	재활 목표	재활 내용	주의 사항
수술 직후	염증 관리 상처 회복	손가락, 손목, 팔꿈치 운동 진자운동	어깨를 직접적으로 움직이지 않기
수술 3주 ~6주	유연성 회복 가동 범위 확대	소도구를 사용한 어깨 운동 (수건 또는 막대) 팔꿈치 벽 밀기	통증이 느껴지면 즉시 중단
수술 6주 ~3개월	근력 강화 어깨 기능 회복	저항 밴드를 이용한 근력 강화 가벼운 아령을 사용한 운동	무거운 무게 사용 금지 무리한 가동 범위 피하기
수술 3~6개월	근력 유지 유연성 유지 일상 활동 복귀	저항 밴드 강화 운동 어깨 가동 범위 최대로 넓히기	자세 불균형 주의
수술 6개월 이후	정상 활동 복귀 강도 높은 운동 재개 가능	일상생활 동작 정상화 근력 강화 및 기능적 운동	과도한 힘 사용과 움직임은 여전히 주의 필요

무릎 수술, 관절을 지키는 선택

무릎은 우리가 걷고, 앉고, 계단을 오르고, 뛰는 모든 움직임의 중심에 있는 관절이다. 하루에도 수천 번, 체중의 몇 배에 달하는 하중이 이 관절에 쏟아진다. 그래서일까. 무릎은 그만큼 손상되기 쉬운 관절이기도 하다.

젊은 사람들에겐 운동 중의 부상이, 중년 이후엔 관절의 퇴행이 주요 원인이다. 반월상 연골 손상, 십자인대 파열, 퇴행성 관절염, 연골 마모 같은 다양한 문제가 무릎을 아프게 하고, 때론 수술이라는 선택이 불가피한 순간이 찾아오기도 한다.

하지만 수술이라고 해서 모두 똑같은 것은 아니다. 어떤 구조가 어디서, 어떻게 손상되었는지에 따라 그 치료 방법은 달라지며, 수술의 목적도 단순히 고정이나 제거가 아닌 기능 회복과 재손상 방지에 있다.

이 장에서는 무릎 질환 중 가장 흔하게 발생하는 질환들과 그 수술 방법을 소개하고, 수술이 이루어지는 원리와 결정 기준, 회복 방향에 대해 구체적으로 설명하고자 한다. 먼저, 스포츠 손상의 대표 주자이자 중년 무릎에도 흔히 발생하는 반월상 연골 파열부터 살펴보자.

자를까, 꿰맬까? 반월상 연골 파열의 두 가지 선택

반월상 연골(Meniscus)은 무릎 관절 내부에 위치한 두 개의 C자 모양 연골이다. 대퇴골(허벅지뼈)과 경골(정강이뼈) 사이에서 충격을 흡수하고 관절을 안정시키며, 윤활을 도와주는 무릎의 쿠션이자 지지대다. 구체적인 역할을 살펴보면 다음과 같다.

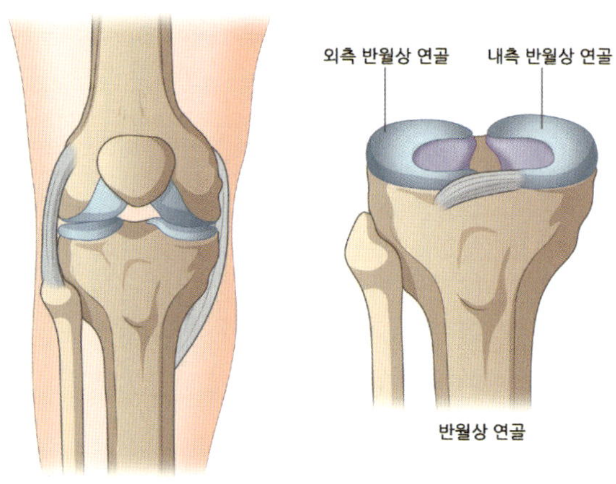

반월상 연골

첫째, 반월상 연골은 체중이 가해질 때 발생하는 하중을 분산시켜 관절 표면의 마모를 막는다. 둘째, 움직임이 많은 무릎 관절에서 지나친 움직임을 제어하고 안정성을 유지시킨다. 셋째, 관절이 부드럽게 움직이도록 마찰을 줄여 퇴행성 관절염을 예방하는 데 기여한다.

이처럼 다양한 역할을 하는 반월상 연골은 한 번 손상되면 자연 회복이 쉽지 않다. 젊은 사람에겐 스포츠 중 방향 전환이나 점프 후 착지 과정에

　　　　재활, 삶을 되돌리는 회복의 기술 ❶

서, 중년 이후에는 퇴행성 변화로 인한 마모와 노화로 인해 파열이 흔하게 발생한다.

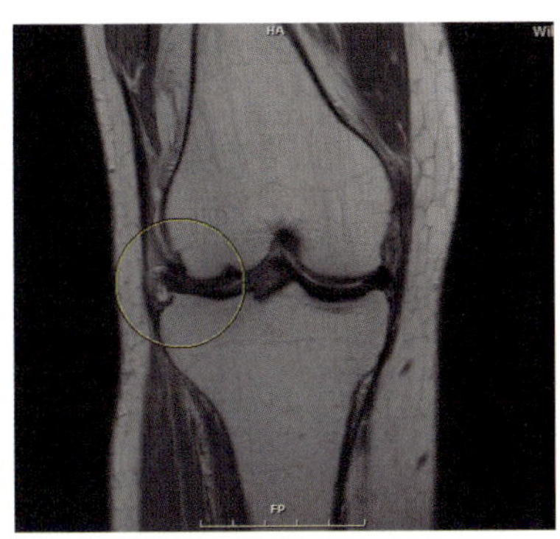

반월상 손상(수술 전)

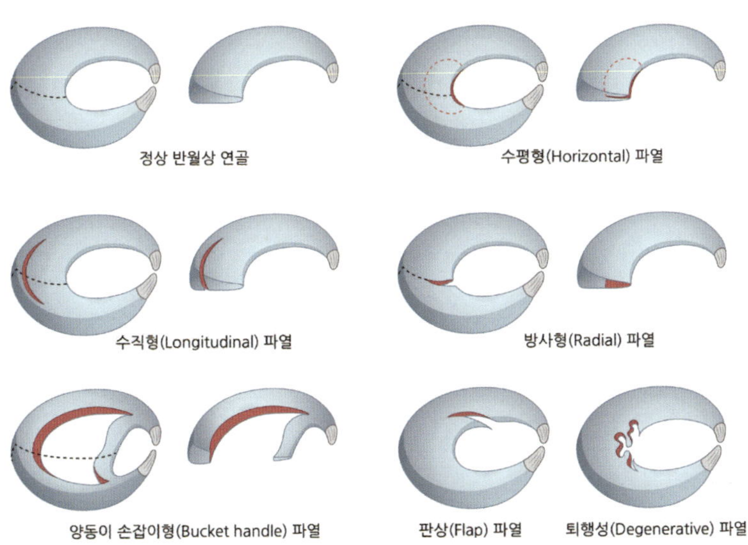

반월상 연골 손상

무릎 연골은 혈액 공급의 범위에 따라 크게 두 영역으로 나뉜다.

- 안쪽 3분의 2:
  혈액 공급이 부족한 '백색 영역(White Zone)'
- 바깥쪽 3분의 1:
  혈액이 풍부한 '적색 영역(Red Zone)'

이 혈액 공급의 차이가 바로 수술 방법을 결정짓는 가장 큰 기준이 된다.

- 절제술: 연골을 '잘라 내는' 방법

백색 영역에 발생한 연골 손상은 혈액 공급이 거의 없어 자연 치유가 어렵다. 이 경우에는 손상 부위를 부분 절제하거나, 필요시 전체 절제하는 수술이 이루어진다. 부분 절제술(Partial Meniscectomy)은 손상된 부위만 제거해 남은 연골이 기능을 유지하게끔 하고, 전체 절제술(Total Meniscectomy)은 연골이 심하게 손상돼 기능 유지가 불가능한 경우 시행된다. 절제술은 통증을 줄이고 기능을 회복시키는 데는 효과적이지만, 연골을 잃는 만큼 장기적으로 관절염이 진행될 가능성도 있다.

- 봉합술: 연골을 '꿰매는' 방법

반면, 적색 영역에서 발생한 연골 손상은 혈액 공급이 충분해 자연 치유가 가능한 경우가 많다. 이럴 땐 연골을 최대한 보존하기 위해 봉합술(Meniscal Repair)을 선택할 수 있다. 봉합술은 연골을 꿰매서 제자리로 고정한 후, 스스로 아물 수 있도록 유도하는 방식이다. 젊고 활동량이 많은 환자일수록

　　　　　　　　　　재활, 삶을 되돌리는 회복의 기술 ❶

장기적인 관절 건강을 위해 이 방법이 선호된다. 단, 봉합 후에도 재손상이 우려되거나 혈류가 충분하지 않은 경우엔 절제술로 전환될 수 있다.

"뚝" 하더니 무릎이 빠질 것 같아요! 십자인대 손상

무릎 관절을 단단하게 잡아주는 가장 중요한 구조물 중 하나가 바로 십자인대(Cruciate Ligament)다. 십자인대는 대퇴골(허벅지뼈)과 경골(정강이뼈)을 잇는 두 개의 인대가 무릎 관절 안에서 서로 교차하는 형태로 연결된 구조다. 이 두 인대는 각각 전방 십자인대(ACL)와 후방 십자인대(PCL)로 나뉘며, 무릎의 앞뒤 움직임과 회전을 제어하는 역할을 한다.

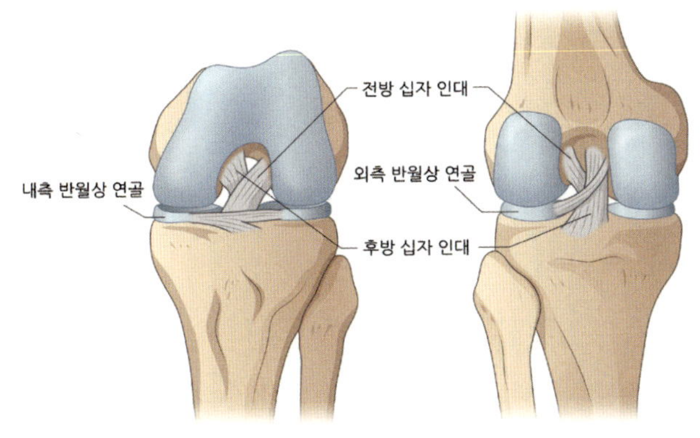

십자인대

십자인대는 단순히 뼈를 고정하는 역할을 넘어, 무릎 관절이 안정된 범위 내에서 움직이도록 조절하는 기능을 한다. 만약 십자인대가 손상되면 무릎은 방향을 바꾸거나 체중을 지탱할 때 안정성을 잃고 흔들리게 된다.

- 전방 십자인대(ACL) 손상: 운동 중 가장 흔한 부상

전방 십자인대는 스포츠 활동 중 가장 많이 손상되는 구조물이다. 축구, 농구, 스키처럼 급격한 방향 전환, 점프 후 착지, 또는 회전 동작이 많은 운동에서 특히 발생하기 쉽다. 전방 십자인대가 파열되면, '뚝' 소리가 나며 갑작스러운 통증이 동반된다. 곧바로 무릎이 붓고 걸을 때 무릎이 빠질 것 같은 불안정감을 느끼게 된다. 계단을 오르거나 방향을 바꾸는 동작에서도 무릎이 흔들리는 느낌이 들 수 있다.

- 후방 십자인대(PCL) 손상: 강한 외부 충격에 의해 발생

후방 십자인대 손상은 상대적으로 드물지만, 자동차 사고나 강한 낙상처럼 큰 외부 충격에 의해 발생하는 경우가 많다. 전형적인 상황은 교통사고 중 무릎이 대시보드에 부딪히는 경우나, 무릎이 굽혀진 상태에서 강하게 땅에 부딪히는 경우다. 후방 십자인대가 손상되면 무릎 뒤쪽의 통증과 함께 무릎이 뒤로 밀리는 느낌이 나타난다. 이때는 특히 내리막길이나 계단을 내려갈 때 불안감이 심해지고, 무릎을 완전히 구부리는 동작이 어려워지는 것이 특징이다.

전방 십자인대의 경우 젊고 활동적인 환자, 특히 스포츠를 하거나 무릎의 안정성이 중요한 직업군에서는 수술이 권장된다. 하지만 활동량이 적고, 일상적인 생활에 큰 지장이 없는 경우에는 보존적 치료를 먼저 고려하며, 이것만으로도 증상이 좋아지는 경우가 많다. 하지만 손상이 심하거나, 다른 인대와 함께 손상되었거나, 무릎이 자주 뒤로 밀리는 후방 불안정성이 큰 경우에는 수술적 치료가 필요하다.

- 십자인대 재건술: 인대를 다시 만드는 수술

십자인대 수술은 대부분 관절경(Arthroscopy)을 통해 시행되는 최소 침습 수술이다. 관절경은 작은 구멍을 통해 무릎 관절 내부를 들여다보며 수술을 진행할 수 있도록 도와주는 장비다. 수술은 손상된 인대를 제거하고, 새로운 인대를 삽입할 수 있도록 대퇴골과 경골에 작은 터널을 만든 후 새로운 인대를 자가건(Autograft) 또는 타가건(Allograft)으로 삽입해 고정하는 순서로 진행된다.

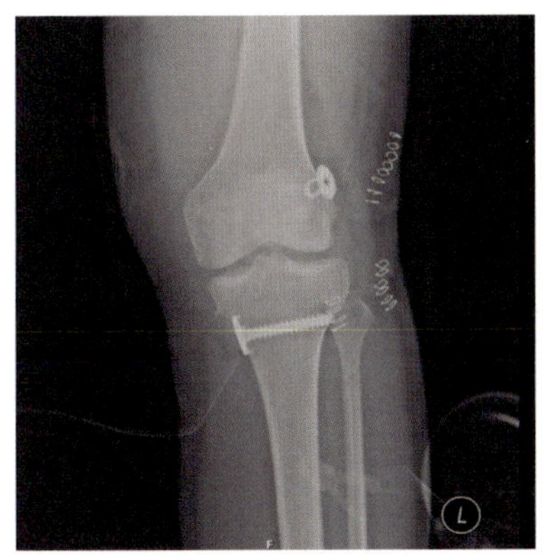

십자인대 손상(수술 후)

- 자가건(Autograft): 내 몸에서 채취한 인대

자가건은 환자 자신의 조직, 주로 무릎 앞쪽의 슬개건(Patellar Tendon)이나 허벅지 뒤쪽 햄스트링 건을 사용한다. 자신의 조직을 사용하기 때문에 면역 거부 반응이 없고, 감염 위험이 낮다는 장점이 있다. 다만 채취 부위에 따른 회복 통증이나 약간의 근력 저하가 발생할 수 있으므로, 환자의 활동량과 직업적 요구도에 따라 신중한 선택이 필요하다.

- 타가건(Allograft): 기증자의 인대 조직

타가건은 조직은행을 통해 확보된 기증자의 인대를 사용하는 방식이다. 이 방법은 이식편을 채취하는 과정이 생략되어 수술 시간이 짧고 통증과 흉터가 적으며, 회복이 빠르다는 장점이 있다. 하지만 드물게 면역 반응이나 감염 가능성이 존재하며 이식된 조직이 환자 몸에 완전히 적응하는 데 시간이 걸릴 수 있다.

"안쪽만 관절염이 심하대요" 정렬을 바로잡는 수술, 절골술

무릎 관절염이라고 하면 흔히 무릎 전체가 닳고 아픈 걸 떠올리지만, 실제로는 무릎의 안쪽(내측)만 관절염이 심하게 진행되는 경우가 매우 많다. 특히 오다리(내반슬) 형태를 가진 사람들은 무게가 무릎 안쪽에 집중되면서 한쪽 관절에만 과도한 하중이 걸려 연골이 빨리 마모되고 통증이 발생한다.

이럴 때 고려할 수 있는 치료법이 바로 절골술(Osteotomy)이다. 절골술은 무릎 관절 자체를 바꾸는 것이 아니라, 하중이 쏠린 방향을 바꾸는 수술이다. 즉, 뼈의 정렬을 교정해 무릎의 안쪽이 아닌 바깥쪽(외측)으로 체중이 분산되도록 유도한다.

절골술은 뼈를 잘라내고 새로운 위치로 재배치하여 무릎 관절에 걸리는 하중을 재조정하는 수술이다. 이 수술은 특히 아직 인공관절 수술을 받기엔 이른, 젊고 활동적인 환자에게 적합하다. 관절 자체를 교체하지 않고도 관절염의 진행을 늦추고, 본인의 무릎 관절을 최대한 오래 보존할 수 있도록 돕는다. 절골술의 핵심은 관절염이 덜 진행된 부위로 체중이 이동하도록 무릎의 축을 조절하는 것이다. 이를 통해 통증이 줄어들고 관절의 기능도 개선된다.

절골술 중 가장 흔하게 시행되는 방법은 근위 경골 절골술(High Tibial Osteotomy, HTO)이다. 이 수술은 주로 무릎 안쪽 관절염이 있는 오다리 환자에게 시행된다. 오다리(내반슬)는 무릎의 안쪽에 하중이 집중되기 쉬운 구조인데, 절골술을 통해 이 하중을 무릎 바깥쪽(외측)으로 분산시키는 것이다.

수술은 정강이뼈의 윗부분(근위부)을 절단하고 그 틈을 벌린 뒤, 금속판과 나사로 고정하여 무릎의 정렬을 재구성하는 방식으로 진행된다. 이로써 무릎이 더 이상 안쪽으로 휘지 않고, 체중이 균등하게 분산되도록 교정된다. 결과적으로, 손상된 내측 연골에 가해지던 압력이 줄어들어 관절염의 진행 속도를 늦추고 통증을 크게 완화할 수 있다.

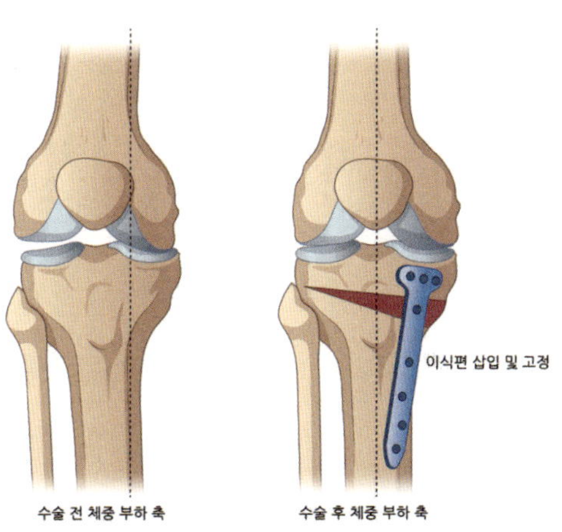

근위 경골 절골술 (HTO)

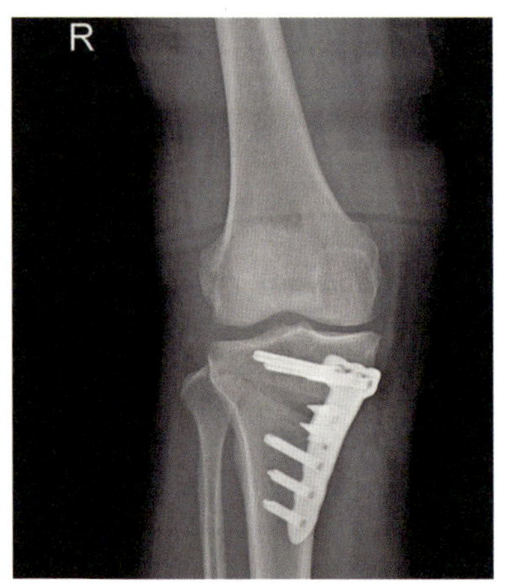

근위경골 절골술(수술 후)

근위 경골 절골술은 인공관절을 고려하기엔 이른 연령대의 환자들에게 매우 유용하다. 특히 스포츠를 즐기거나 무릎의 안정성이 중요한 직업을 가진 사람들에게 적합하다. 이 수술을 통해 본인의 관절을 더 오래 사용할 수 있고, 향후 인공관절 수술이 필요해지더라도 그 시점을 최대한 늦출 수 있다는 점에서 전략적인 선택이 된다. 또한 절골술은 관절염이 아주 심하지 않은 초기 단계에서 시행될수록 효과가 좋다. 이미 관절 전체가 손상된 경우에는 적용이 어려울 수 있으므로, 정확한 진단과 시기 판단이 매우 중요하다.

새 연골이 솔솔~ 미세천공술과 줄기세포 연골 재생술

관절염이나 외상으로 인해 무릎의 연골이 손상되었을 때, 손상된 연골이 스스로 회복되기는 매우 어렵다. 연골에는 혈관이 거의 없어 재생 능

재활, 삶을 되돌리는 회복의 기술 ❶

력이 떨어지기 때문이다. 이럴 때 시행할 수 있는 대표적인 치료법이 바로 미세천공술(Micro-drilling Surgery)과 이를 기반으로 한 줄기세포 연골 재생술이다.

미세천공술은 손상된 연골 아래에 작은 구멍을 여러 개 뚫어, 뼈 안에 있는 골수와 혈액이 유출되도록 유도하는 수술이다. 이때 나오는 골수 안에는 줄기세포가 포함되어 있어, 손상 부위에 혈병(blood clot)을 형성하고 그 위에 새로운 연골이 자라도록 돕는다.

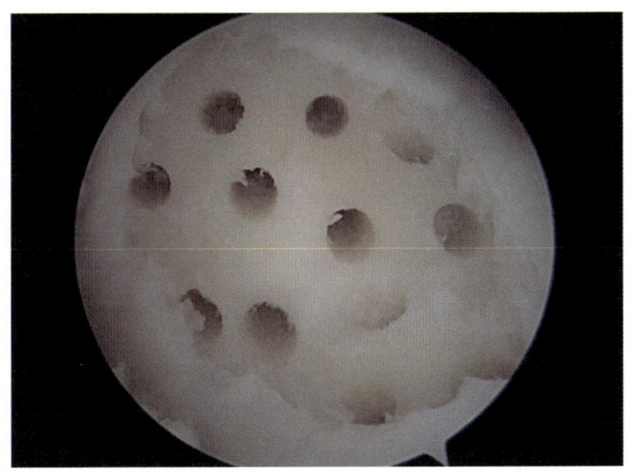

미세천공술(수술 후)

이 과정은 보통 관절경을 통해 최소 침습적으로 시행되며, 먼저 손상된 연골을 정리하고 연골하골(Subchondral Bone)을 노출시킨 뒤 전용 기구로 아주 작은 구멍을 뚫는다. 이때 생성된 혈병은 연골 조직 재생의 기초가 되며, 자연 치유 메커니즘을 활성화하는 중요한 역할을 한다. 다만, 이 과정에서 자라나는 연골은 원래의 초자연골(Hyaline Cartilage)이 아니라 섬유성 연골(Fibrocartilage)이기 때문에 내구성 면에서는 다소 떨어질 수 있으며, 시간이 지나면서 재손상의 우려도 있다.

미세천공술은 연골 손상 범위가 크지 않고 환자의 연령이 젊으며 활동성이 높은 경우에 효과가 좋다. 또한 수술 시간이 짧고 비교적 회복이 빠르며, 다른 수술보다 침습도가 낮아 가벼운 연골 손상에 효과적인 치료로 평가된다. 하지만 관절염이 많이 진행되었거나, 손상 부위가 넓은 경우에는 단독 미세천공술만으로는 충분한 효과를 보기 어렵다. 이럴 땐 줄기세포를 활용한 연골 재생술이 병행될 수 있다.

최근에는 줄기세포를 이용해 연골 재생을 돕는 치료법이 각광받고 있다. 그중 대표적인 방법이 바로 카티스템(CARTISTEM)을 활용한 치료다. 카티스템은 제대혈 유래 줄기세포 치료제로, 2012년 식품의약품안전처의 승인을 받아 임상에 적용되고 있다. 미세천공술을 시행한 뒤, 손상된 부위에 카티스템을 도포하면 줄기세포가 연골 조직의 재생을 촉진해 섬유성 연골이 아닌 내구성 강한 초자연골로 회복될 가능성이 높아진다.

이 치료는 미세천공술만으로는 효과가 떨어지는 넓은 연골 결손 부위에도 적용이 가능하다는 장점이 있다. 다만 치료 비용이 높고, 관절 간격이 좁아진 환자에게는 적용이 어려울 수 있다는 단점이 있다.

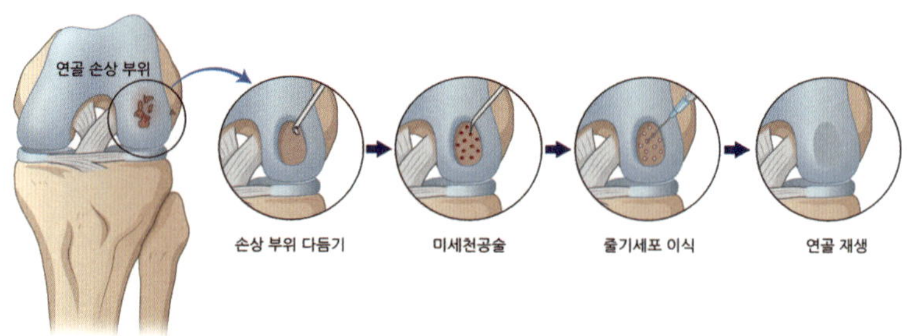

카티스템

재활, 삶을 되돌리는 회복의 기술 ❶

줄기세포 연골 재생술의 또 다른 방법으로는 자가 골수 유래 줄기세포를 사용하는 BMAC(Bone Marrow Aspirate Concentrate)이 있다.

BMAC은 환자 자신의 골반에서 소량의 골수를 채취하여 줄기세포를 농축한 뒤, 이를 연골 손상 부위에 이식하는 방식이다. 이 방법은 면역 반응의 위험이 적고 자연스럽게 초자연골로 재생될 가능성이 있는 안전한 치료법으로 평가받는다. 특히 본인의 세포를 사용하는 만큼 생착률이 높고, 환자 개개인의 생리적 환경에 더 잘 맞아 회복 과정도 안정적이다.

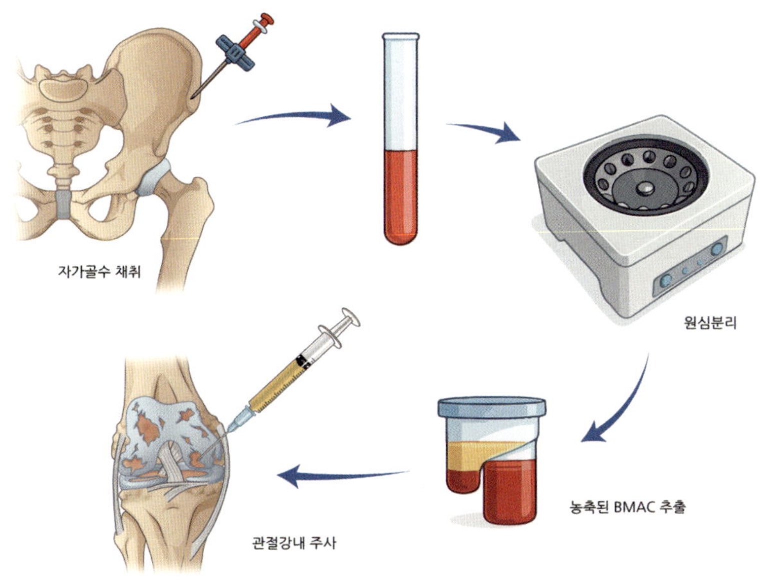

BMAC

헌집 줄게 새집 다오!
무릎 연골을 통째로 교체하는 연골 이식술

연골 손상이 너무 넓거나 깊어서 자연 치유나 미세천공술, 줄기세포 치료만으로는 회복이 어려운 경우, 이제는 손상된 연골을 '복구'하는 것이 아니라 '새로운 연골로 바꾸는' 이식술이 필요하다. 무릎 연골 이식은 말 그대로 건강한 연골 조직을 손상된 부위에 이식하여 무릎 관절의 기능을 회복시키는 수술이다. 이식에 사용되는 연골은 자기 몸의 조직을 사용하는 경우와 기증자의 조직을 활용하는 경우로 나뉜다. 현재 임상에서 시행되는 연골 이식술은 '자가 골연골 이식술', '자가 연골세포 이식술 (ACI)', '동종 연골 이식술' 등 크게 세 가지다.

- 자가 골연골 이식술: 내 몸의 건강한 연골을 옮겨 심는 방식

자가 골연골 이식술은 체중이 실리지 않는 무릎의 다른 부위에서 건강한 연골과 뼈를 함께 채취해 손상 부위에 이식하는 방식이다. 이식된 연골과 뼈는 시간이 지나면서 주변 조직과 자연스럽게 결합하며 손상된 부위를 대체하게 된다. 이 수술은 주로 연골 손상 부위가 작고 국소적인 경우에 적합하며, 면역 거부 반응이 거의 없고 회복 속도도 빠른 편이다. 단점으로는 연골을 떼어낸 '채취 부위'에도 섬유성 연골이 생길 수 있다는 점과 손상 부위가 클 경우 적용이 어렵다는 점이 있다. 또한 수술 후 4~6주간 체중 부하를 피해야 하기 때문에 일정 기간의 회복이 필요하다.

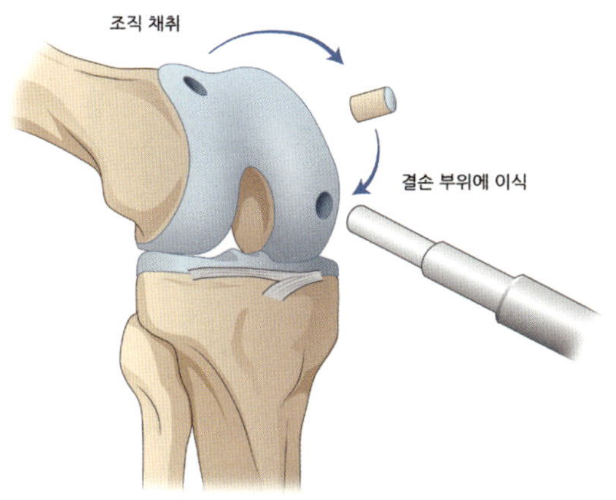

자가 골연골 이식술

- 자가 연골세포 이식술(ACI): 내 연골 세포를 실험실에서 키워 다시 이식 하는 방식

자가 연골세포 이식술은 환자의 연골 조직 일부를 채취해 실험실에서 약 4-6주간 배양한 후, 다시 무릎 관절의 손상 부위에 이식하는 방식이다. 이식된 연골세포는 손상된 부위에서 초자연골로 자라나며 넓은 범위의 병변을 효과적으로 재건할 수 있다. 이 수술의 장점은 면역 거부 반응이 거의 없고, 초자연골로 회복될 가능성이 높다는 점이다. 또한 손상 부위가 넓거나 깊은 경우에도 적용할 수 있다. 다만 단점으로는 연골을 배양하는 시간이 필요해 수술이 두 번 진행되어야 하고 비용이 높으며 체중 부하를 일정 기간 제한해야 한다는 점이 있다.

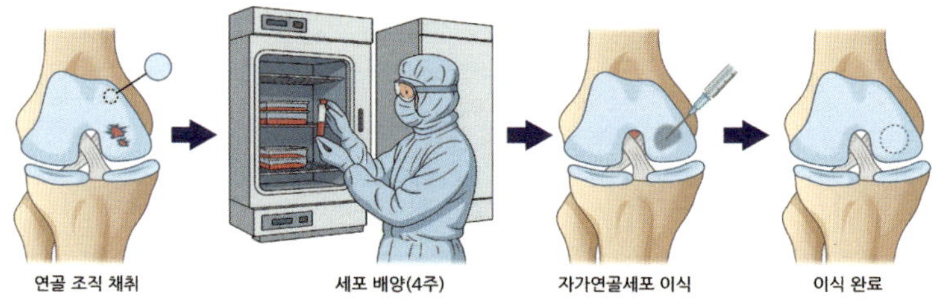

자가 연골세포 이식술

- 동종 연골 이식술: 기증자의 건강한 연골로 교체하는 방법

동종 연골 이식술은 조직은행에서 보관된 기증자의 연골을 이식하는 수술로, 특히 연골 손상 범위가 크거나 구조적으로 복잡한 경우에 적합하다. 이식 가능한 연골의 형태와 크기가 다양해 1회의 수술로 넓은 부위를 복구할 수 있다는 장점이 있으며, 45세 이하의 젊은 환자 중 심한 연골 손상이 있는 경우에 고려된다. 하지만 기증자 조직을 사용하기 때문에 면역 반응이나 감염의 가능성, 기증자 조직을 기다려야 하는 시간 지연 등이 단점으로 존재한다.

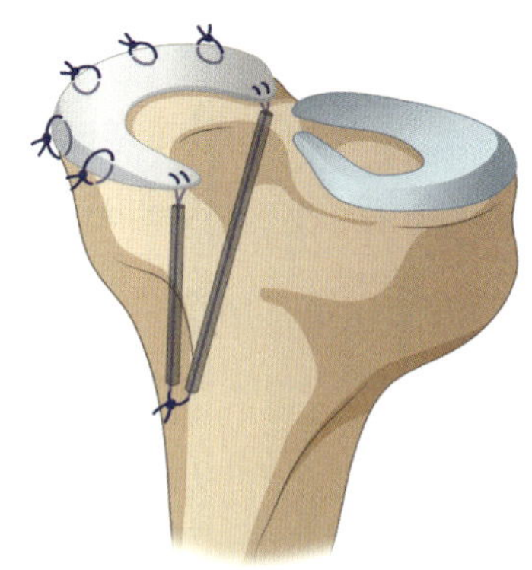

동종 연골 이식술

재활, 삶을 되돌리는 회복의 기술 ❶

◆ 무릎 연골 이식술 종류 한눈에 보기 ◆

종류	자가 골연골 이식술	자가 연골세포 이식술	동종 연골 이식술
조직 출처	환자 본인	환자 본인	기증자(타인)
적응증	작고 국소적인 손상	넓은 병변	크고 복잡한 손상
장점	면역반응 없음 회복 빠름	초자연골 재생 적응도 높음	다양한 크기의 손상 적용 1회 수술 가능
단점	적용범위 제한 채취부위 문제	2회 수술 필요 고비용 긴 회복 기간	면역반응 감염 위험 대기 시간

인공관절로 다시 걷다! 무릎 인공관절 치환술

무릎 관절은 체중을 지탱하면서 걷고, 앉고, 뛰는 등 일상생활에서 수없이 반복되는 움직임을 책임지는 관절이다. 하지만 오랜 시간 하중을 견디며 사용하다 보면, 연골이 점점 마모되고 관절 사이의 공간이 좁아지며 결국 심한 통증과 운동 제한을 일으키는 퇴행성 관절염으로 이어질 수 있다. 이처럼 연골 손상이 광범위하고 비수술적 치료로도 통증이 조절되지 않는 경우, 무릎 인공관절 치환술(Total Knee Arthroplasty, TKA)이 필요해진다.

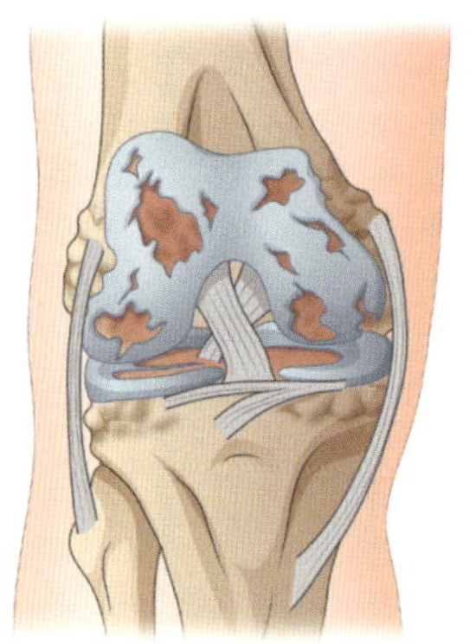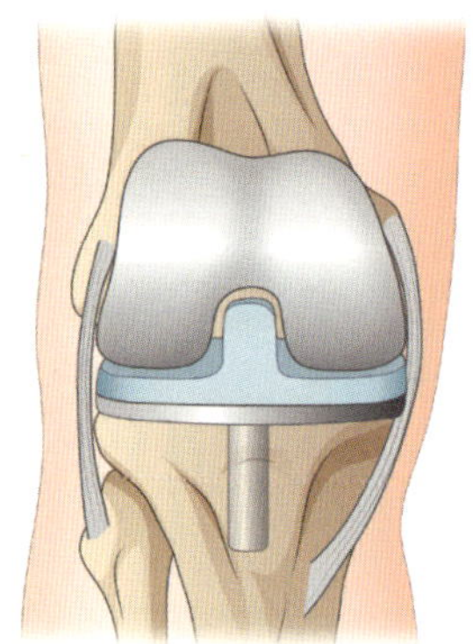

무릎 인공관절

무릎 인공관절 치환술은 손상된 연골과 뼈 일부를 제거하고, 그 자리에 금속과 플라스틱으로 구성된 인공관절을 삽입하여 무릎의 기능을 회복시키는 수술이다. 인공관절은 무릎의 자연스러운 움직임을 최대한 모방하도록 설계되어 있으며 수술을 통해 통증을 줄이고, 무릎의 움직임과

 재활, 삶을 되돌리는 회복의 기술 ❶

안정성을 회복시킬 수 있다. 대개 수술 후 인공관절은 15~20년간 기능을 유지하며, 이후 마모나 기능 저하가 발생하면 필요에 따라 재치환 수술이 고려된다.

무릎 인공관절 치환술은 다음과 같은 상황에서 고려된다.

- 심한 통증과 기능 저하

퇴행성 관절염이 심하게 진행되어 뼈끼리 부딪히는 통증이 지속되고 걷기, 계단 오르내리기, 앉기 등의 일상생활이 불가능할 정도로 어려워졌을 때

- 비수술적 치료가 효과 없을 때

한방치료, 약물치료, 주사치료, 물리치료 등 비수술적 방법으로 6개월 이상 치료했음에도 증상의 호전이 없고, 오히려 악화되는 경우

- 구조적 손상이 확인된 경우

X-ray 등 영상 검사에서 관절 간격이 완전히 소실되거나, 무릎 변형이 심하게 진행되어 운동 범위가 제한되고 불안정성이 높아진 경우

이러한 경우에는 더 이상 보존적 치료만으로는 통증 조절이나 관절 기능 회복이 어렵기 때문에 인공관절 치환술이 삶의 질을 개선하기 위한 최선의 선택이 된다.

수술은 손상된 연골과 뼈 일부를 제거한 후, 맞춤형 인공관절을 삽입하

여 정확한 위치와 각도로 고정하는 방식으로 진행된다. 수술 후에는 빠르게 재활을 시작하며 수일 내 보행이 가능하고, 통증 조절과 관절 운동 범위 회복을 위한 물리치료가 병행된다. 초기에는 보조기를 착용하거나 목발을 사용할 수 있으며, 수술 3개월 전후부터는 일상생활 대부분을 자립적으로 수행할 수 있다. 인공관절은 뼈와 인대의 균형을 유지하도록 설계되어 있기 때문에 수술 후 꾸준한 운동과 자세 관리가 중요하다.

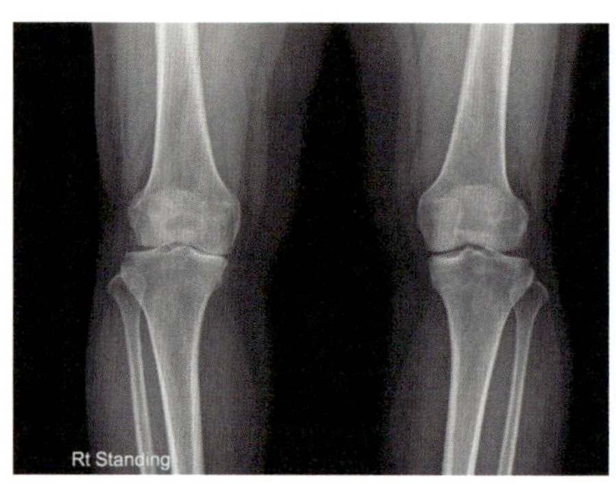

인공관절 반치환술(수술 전)

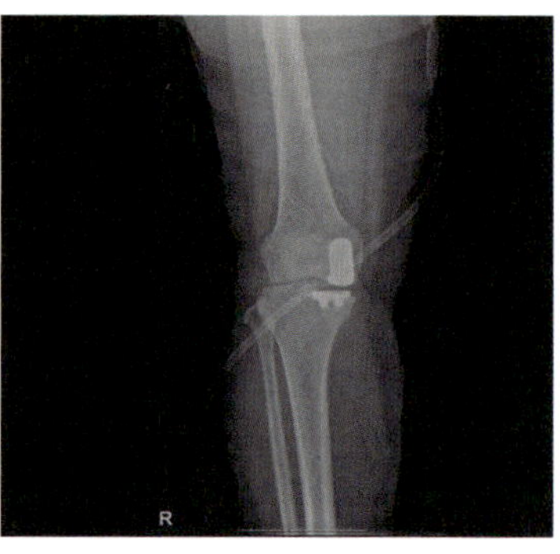

인공관절 반치환술(수술 후)

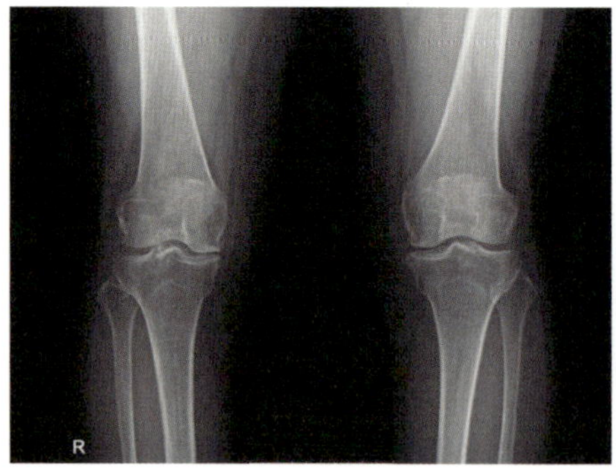

인공관절 전치환술(수술 전)

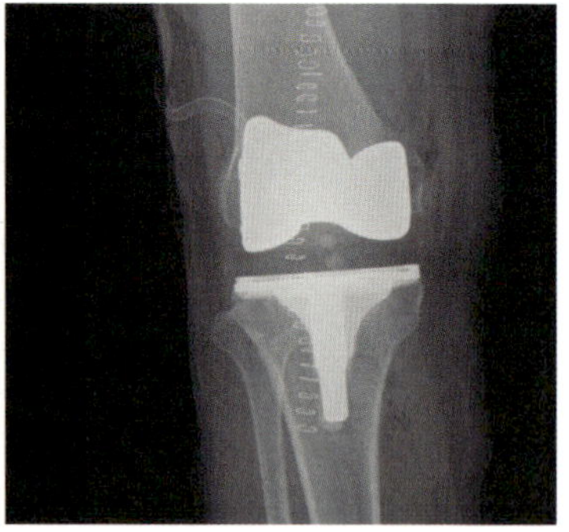

인공관절 전치환술(수술 후)

재활, 삶을 되돌리는 회복의 기술 ❶

무릎 인공관절 치환술은 주로 고령의 환자에게 적용되며, 관절의 기능을 되찾아 주는 데 있어 가장 효과적인 치료법으로 꼽힌다. 다만, 인공관절도 영구적인 것은 아니기 때문에 과도한 활동이나 반복적인 무릎 사용은 피해야 한다. 또한 일정 주기마다 정기 검진을 통해 인공관절의 상태를 확인하고 필요시 재치환 여부를 판단하게 된다.

무릎 수술 후 다시 걷기까지,
회복의 핵심은?

무릎 수술은 단순히 관절을 치료하는 것으로 끝나지 않는다. 진짜 회복은 그 후부터 시작된다. 수술 후 나타나는 부기와 통증, 뻣뻣함은 단지 몸의 문제만이 아니라 마음의 조급함과 인내의 싸움이기도 하다. "언제쯤 걸을 수 있을까요?", "이 정도면 잘 회복되는 건가요?" 수술 직후 환자들이 가장 많이 던지는 질문이다. 하지만 회복의 속도는 사람마다 다르며, 더 중요한 건 어떻게 움직이고, 무엇을 피하고, 어떤 순서로 단계를 밟느냐이다.

이 장에서는 무릎 수술 이후 실제 환자들이 마주하게 되는 주요 증상들과 관리 방법, 재활의 시간표, 그리고 혈전증과 같은 치명적인 합병증을 어떻게 예방할 수 있을지를 정확하고 실용적으로 짚어 본다.

수술 후 부기와 열감: 자연스러운 반응, 그러나 관리는 필수!

무릎 수술 직후, 대부분의 환자들은 수술 부위가 붓고, 열이 나는 증상을 경험하게 된다. 이는 수술 중 조직 손상에 대한 자연스러운 염증 반응이며, 대개 수술 후 며칠 동안 가장 심하게 나타난다. 부기는 조직에 가해

     재활, 삶을 되돌리는 회복의 기술 ❶

진 압력과 체액 축적으로 인해 발생하며, 열감은 손상 부위를 치유하기 위해 혈류가 증가하면서 생기는 반응이다. 이러한 증상들은 적절한 조치를 통해 점차 완화시킬 수 있다.

- 얼음 찜질(아이스팩)

차가운 찜질은 혈관을 수축시켜 부기와 통증을 줄여 준다. 수술 후 2~4주간 하루 여러 차례, 10~20분씩 시행 후 20~40분간 휴식을 반복한다. 단, 직접 피부에 닿지 않도록 수건을 덮어야 하며, 과도한 사용은 피부 손상의 위험이 있으므로 주의가 필요하다.

- 다리 높이기

무릎을 심장보다 높은 위치로 유지하면 다리에 고여 있던 체액이 몸의 중심으로 이동해 부기를 줄일 수 있다. 누워 있을 때 다리 아래에 쿠션을 받쳐 주는 것이 좋다.

- 압박 스타킹 착용

체액이 관절 주변에 축적되는 것을 방지하고 혈류를 개선해 부종을 줄여 주는 데 효과적이다.

- 가벼운 운동

오랜 시간 누워 있거나 움직이지 않으면 부종이 악화될 수 있다. 발목 펌프 운동이나 짧은 거리 걷기는 종아리 근육을 활성화시켜 혈류를 개선하고 심부정맥 혈전증(DVT) 예방에도 도움이 된다.

수술 후 며칠 동안 무릎이 뜨겁게 느껴지는 것도 흔한 증상이다. 이는 절개 부위와 관절 내부에서 일어나는 치유 과정의 일부다. 혈류가 집중되면서 피부 온도도 자연스럽게 올라가게 된다. 하지만 열감이 지나치게 강하거나 오래 지속될 경우에는 감염을 의심해야 한다. 정상적인 회복 과정인지, 병원에 연락해야 할 상황인지를 구분하는 것이 중요하다.

그런데 다음과 같은 증상이 있다면 즉시 수술 병원이나 응급실에 연락해야 한다.
 - 38도 이상의 발열 및 오한이 24시간 이상 지속될 때
 - 수술 부위가 심하게 붉어지고 열이 날 때
 - 통증이 점점 심해지고, 부기나 분비물이 증가할 때

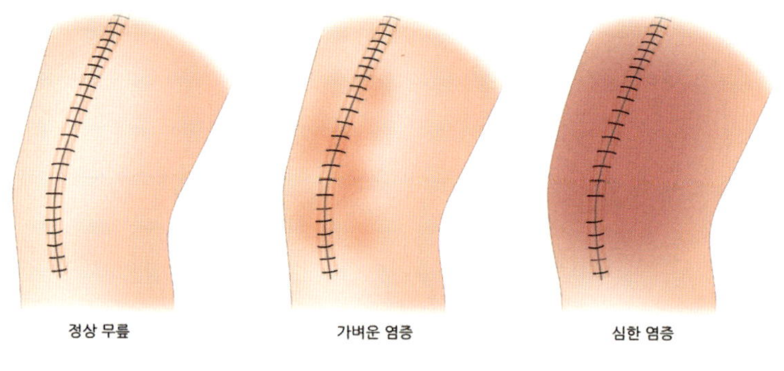

수술 후 염증 상태

이와 같은 증상은 감염일 가능성이 높다. 감염은 초기에 발견해 적절한 치료를 받으면 충분히 조절 가능하지만, 늦어질 경우 재수술까지 필요한 위험한 상황으로 발전할 수 있다.

무릎의 가동 범위를 회복하는 시간표

무릎 수술 후 재활에서 가장 중요한 목표 중 하나는 바로 무릎의 가동 범위를 회복하는 것이다. 구부리고 펴는 기능이 충분히 회복되지 않으면 앉고, 일어서고, 걷는 기본적인 일상생활은 물론 장기적으로는 무릎 주위 근육과 인대의 불균형으로 인해 다른 관절에도 무리가 생길 수 있다. 무릎 가동 범위를 최대한 확보하는 것은 관절 주변 조직의 유연성과 균형을 유지하는 데 필수이며, 수술 후 통증을 줄이고 회복 속도를 높이는 데도 매우 중요하다.

가동 범위 회복은 무작정 무릎을 구부린다고 이루어지는 것이 아니다. 전문적인 재활 운동치료와 도수치료를 병행하며, 환자에게 적합한 속도로 단계별 목표를 설정해 가야 한다. 다음은 무릎 가동 범위 회복을 위한 대표적인 재활 시간표이며, 환자의 연령, 체중, 수술 범위, 합병증 유무에 따라 조정될 수 있다.

- 수술 직후~2주일 이내: 통증 조절, 염증 완화, 최소한의 가동 범위 확보

수술 직후에는 주로 통증을 줄이고 무릎 관절에 부담을 주지 않으면서 능동적 굴곡 60~90도 확보를 목표로 한다. 침상에서 가능한 가벼운 굴곡·신전 운동을 시작하고, 무릎을 곧게 펴는(신전) 자세를 유지하는 것도 중요하다.

- 수술 2~6주: 독립적인 일상 수행을 위한 가동 범위 확보

이 시기에는 무릎 굴곡을 점진적으로 늘려 능동적 굴곡 110도 이상을 목표로 한다. 침상, 의자, 계단 등 다양한 환경에서 무릎을 사용하는 훈련이 병행된다. 강화 운동과 기능 회복을 위한 재활이 시작되며 환자는 점차 혼자서 걷고, 앉고, 일상 활동을 수행할 수 있게 된다.

- 7주~12주: 일상 복귀와 최대 가동 범위 확보

인공관절 수술 후 무릎 굴곡 각도를 스스로 120-130도까지 회복하는 것을 목표로 한다. 일상에서 큰 불편 없이 움직일 수 있는 수준이며, 가벼운 운동이나 사회생활 복귀도 가능해지는 시점이다. 고유 감각과 균형 훈련이 포함되며 하체 근육의 대칭적인 발달이 중요해진다.

- 12주 이후: 고급 활동을 위한 근력과 지구력 회복

관절의 유연성과 근력을 동시에 강화하는 고급 재활 단계다. 산책, 자전거 타기, 수영 등 부하가 적은 운동이 추천된다. 이 시기를 지나면 환자는 스스로 사회생활 및 일상생활을 수행할 수 있어야 하며, 가벼운 스포츠 활동 복귀도 고려해 볼 수 있다.

가동 범위 회복은 단기간에 이루어지지 않는다. 특히 재활치료를 시작하면서 다시 나타나는 통증, 부종, 불안감 때문에 재활치료를 중단하는 경우가 있지만, 그럴수록 관절은 다시 굳고 회복 속도가 더뎌져 일상 복귀는 더 늦춰질 수 있다. 하루하루 아주 조금씩 무릎을 구부리고 펴는 연습을 통해 신체는 다시 균형을 찾고, 근육과 인대는 자연스럽게 관절을 지지할 수 있는 상태로 돌아간다. 재활은 의지가 필요하지만, 무리해서는 안 된다. 아프지 않은 선에서 반복적으로, 규칙적으로 수행하는 것이 가장 중요하다.

혈전증, 눈에 보이지 않지만 가장 조심해야 할 합병증

무릎 수술 후 회복 과정에서 가장 주의해야 할 합병증 중 하나가 바로 혈전증이다. 혈전증은 혈관 내에 혈전(피떡)이 생겨 혈액의 흐름을 방해하는 상태로, 가벼운 부종에서부터 치명적인 폐색전증에 이르기까지 매우 다양한 결과를 초래할 수 있다. 특히 무릎 수술을 받은 환자들은 수술 후 움직임이 제한되고 혈류가 정체되기 쉬워, 심부정맥혈전증(DVT)과 같은 혈전 관련 합병증의 위험이 높아진다.

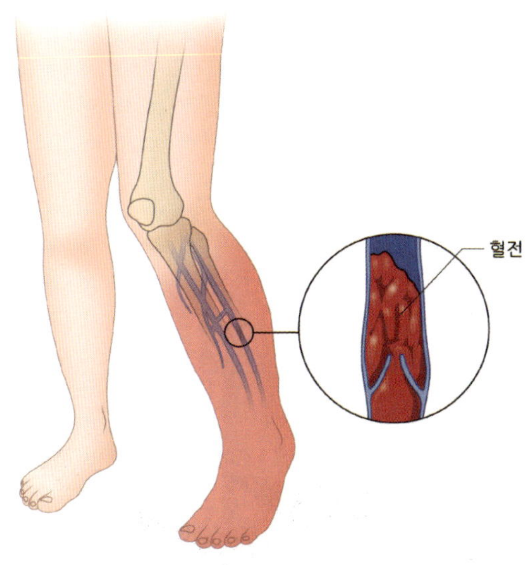

심부정맥혈전증

혈전증은 누구에게나 생길 수 있지만 비만, 흡연, 고령 및 여성, 운동 부족, 암/심장질환/염증성 질환 등 만성질환, 가족력 등과 같은 조건이 있으면 위험성이 더 높아진다. 이 중 일부는 바꿀 수 없지만, 운동 부족은 환자 스스로 적극적으로 관리할 수 있는 요인이다. 그래서 수술 직후 가능한 한 빨리 재활을 시작하는 것이 혈전증 예방에 결정적인 역할을 한다.

혈전증 예방을 위해서는 다음과 같은 3가지 접근 방법을 취할 수 있다.

- 첫째, 약물치료(항응고제)

수술 후에는 일반적으로 항응고제를 2주 정도 복용한다. 대표적인 약물로는 리바록사반(Rivaroxaban)이 있으며, 이 약물은 혈액 응고를 늦춰 새로운 혈전의 생성을 막는다. 다만 항응고제는 이미 생긴 혈전을 녹이는 것이 아니라, 새로운 혈전이 생기지 않도록 막는 역할을 한다는 것이다.

- 둘째, 물리적 혈류촉진 방법

압박 스타킹: 다리 정맥에 일정한 압력을 가해 혈류를 촉진하고 혈류 정체를 방지한다.

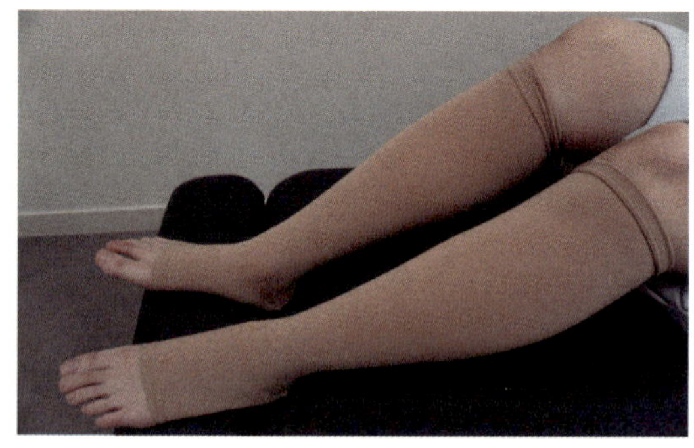

압박 스타킹

     재활, 삶을 되돌리는 회복의 기술 ❶

· 걷기 운동: 수술 직후 가능한 한 빨리 보행을 시작하면 종아리 근육이
수축되며 혈류 순환이 활발해지고 혈전 위험이 줄어든다.
· 발목 펌프 운동: 통증 때문에 걷기가 어렵다면 발끝을 상하로 움직이
는 간단한 발목 운동만으로도 하지 혈류 개선 효과가 있다.

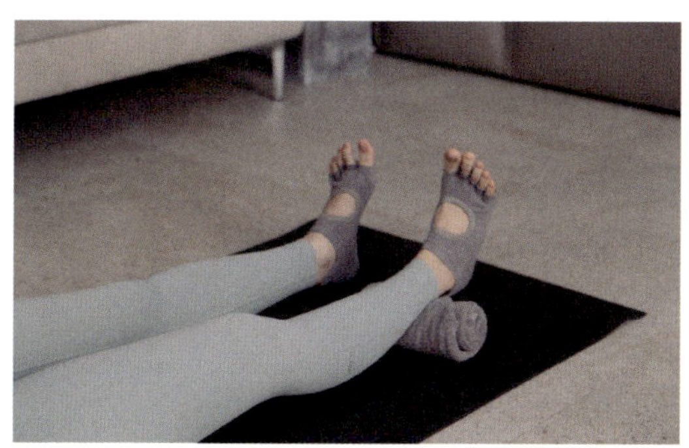

발목 펌프 운동

- 셋째, 생활 습관의 관리

수분을 충분히 섭취하고 오랜 시간 같은 자세로 앉거나 누워 있지 않으
며 술과 흡연을 피하는 등의 기본적인 생활 습관도 혈전 예방에 중요한
역할을 한다.

아무리 예방을 철저히 해도 혈전증은 언제든 발생할 수 있다. '다리의
비정상적인 부기', '특정 부위의 압통(누르면 아픈 느낌)', '피부색이 붉거
나 푸르게 변함', '다리에서 이상한 열감이 느껴짐'과 같은 증상이 나타날
경우, 지체 없이 병원이나 응급실로 연락해야 한다.
만약 '갑작스러운 호흡 곤란', '가슴 통증', '기침, 피 섞인 가래'의 증상이

동반된다면 폐색전증을 의심해야 한다. 이러한 증상은 회복 과정에 나타나는 단순한 증상이 아니라 생명을 위협하는 경고 신호다. 즉시 병원에서 진단과 치료를 받아야 한다.

그렇다면 이미 혈전이 생겼다면 어떻게 해야 할까? 심부정맥혈전증이 진단된 경우, 일반적으로 6개월 정도 항응고제를 복용하게 된다. 이때 많은 환자들이 "움직이면 혈전이 흘러서 폐로 갈까 봐 무섭다"고 걱정하지만, 앞서 말했듯 항응고제는 이미 생성된 혈전을 녹이는 것이 아니라 새로운 혈전이 생기는 것을 막아 주는 약이기 때문에 가벼운 움직임과 운동은 혈전의 정체를 방지해 합병증 예방에 도움이 된다. 따라서 가벼운 걷기, 다리 스트레칭, 앵클 펌프 운동 등은 회복을 도우면서 혈액순환을 유지하고, 새로운 혈전 발생을 효과적으로 막아 준다.

재활, 삶을 되돌리는 회복의 기술 ❶

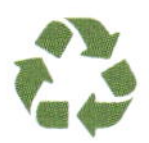

수술 후 무릎의 회복을 지켜 주는
외부 도우미들

무릎 수술은 단지 수술실 안에서만 끝나는 과정이 아니다. 진짜 회복은 수술 후의 시간 속에서 완성되며, 그 회복의 발걸음을 함께 걸어 주는 도구들이 있다. 그중 대표적인 것이 바로 무릎 보조기, 목발, 워커, 그리고 보호대다. 이 장에서는 수술 후 회복 단계에서 이러한 도구들이 어떤 역할을 하며, 어떻게 사용되어야 가장 효과적인지, 그리고 수술 종류별로 어떻게 달라지는지를 구체적으로 살펴본다.

각도 조절이 가능한 무릎 보조기

무릎 수술 후에는 관절이 매우 민감하고 불안정한 상태이기 때문에 보조기를 통한 안정적인 지지가 필수적이다. 특히 각도 조절 기능이 있는 무릎 보조기는 회복을 위한 안전장치이자 치료 도구로서 중요한 역할을 한다.

- 움직임 제한

수술 직후 무릎은 염증과 부기로 인해 쉽게 손상될 수 있는 상태다. 이때 무리한 움직임은 수술 부위에 부담을 주고 재손상이나 합병증의 위험을 높인다. 각도 조절 보조기는 무릎이 움직일 수 있는 범위를 제한해 관절이 안정적으로 치유되는 환경을 조성한다. 이는 단순한 고정이 아니라, 회복을 '설계'하는 기능적 도구라 할 수 있다.

- 점진적 운동 범위 회복

보조기의 가장 큰 장점 중 하나는 운동 범위를 조절할 수 있다는 것이다. 회복 초기에는 관절을 거의 움직이지 않도록 제한하고, 환자의 상태가 호전됨에 따라 조금씩 움직임을 넓혀 가는 방식으로 적용된다. 이 점진적인 접근은 무릎 주위 근육과 인대의 긴장도를 안정적으로 회복시키고, 결국 무릎 기능의 정상화로 이어진다.

- 보호 및 안전 확보

각도 조절 보조기는 수술 부위를 보호할 뿐만 아니라 환자가 걷거나 움직일 때 무릎에 과도한 하중이 실리는 것을 막아 준다. 무릎을 적절한 위치에 고정해 비정상적인 회전이나 갑작스러운 굴곡을 예방하며, 회복 중인 조직이 안정적으로 치유될 수 있도록 돕는다.

무릎 인공관절 수술을 받은 환자의 경우, 각도 제한이 크게 필요하지 않은 경우가 많다. 수술 후 며칠이 지나면 대부분 80도 이상의 굴곡이 가능하고, 십자인대 재건처럼 섬세한 가동 범위 조절이 필요하지 않기 때문이다. 이런 경우에는 각도 조절 장치가 없는 부드러운 재질의 무릎 보호 대만으로도 충분하다. 보호대는 무릎 주위에 적절한 지지력을 제공하고, 갑작스러운 움직임을 방지하여 안정적인 회복을 도와준다.

수술마다 요구되는 안정성과 회복 속도가 다르기 때문에 보조기의 착용 기간과 각도 제한도 수술 종류에 따라 달라진다.

- 전방 십자인대 수술

수술 후 1~2주까지 굴곡 90도 제한 → 3~5주 120도까지 회복 목표. 보조기는 6~12주까지 착용

- 후방 십자인대 수술

수술 후 6주간 무릎을 곧게 편 상태로 고정, 이후 굴곡 가능 범위로 전환하여 12주까지 보조기 착용

- 반월판 연골 봉합술

파열 유형에 따라 3주간 가동 범위 제한, 최대 6주까지 보조기 착용

- 근위 경골 절골술

절골 부위 보호를 위해 3~6주간 보조기 착용

부하를 줄여 주는 목발과 워커

무릎 수술 후 회복 과정에서 무릎에 가해지는 체중은 연골과 조직의 회

복 속도에 직접적인 영향을 미친다. 특히 수술 직후에는 조직이 아직 불안정한 상태이기 때문에 지나치게 빠른 체중 부하가 회복을 방해하거나 재손상을 유발할 수 있다. 이때 목발이나 워커 같은 보조기구는 단순히 걷기 위한 도구를 넘어서 회복을 위한 '부하 조절 장치'로 중요한 역할을 한다.

예를 들어, 반월상 연골 봉합술을 받은 경우, 연골이 치유되는 동안에는 무릎에 체중이 직접 가해지지 않도록 신중하게 조절해야 한다. 수술 직후 무릎에 무게가 실리면 봉합 부위에 물리적 손상이 생길 수 있고, 이는 회복 지연은 물론 재파열의 위험까지 초래할 수 있다. 이런 상황에서 목발이나 워커는 환자가 스스로 체중을 조절하며 걸을 수 있도록 도와주며, 회복 단계에 따라 체중을 천천히 실어 가는 훈련까지 가능하게 해 준다.

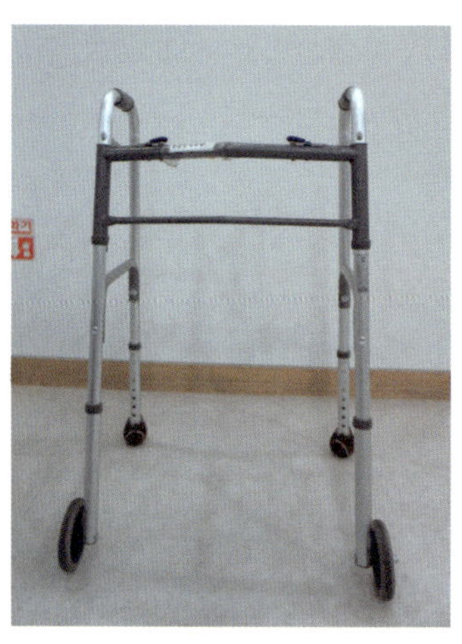

워커

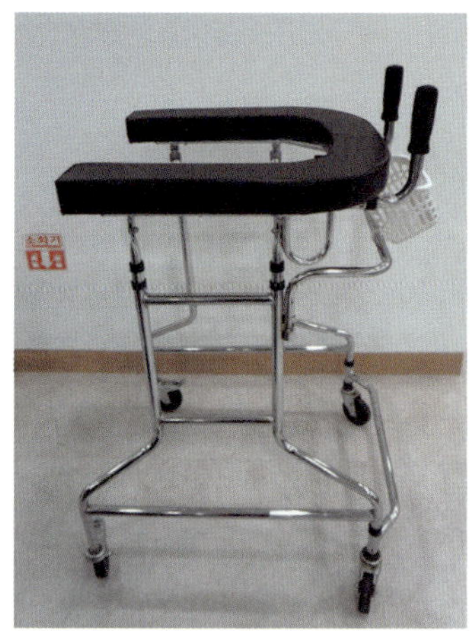

어깨 보행기

목발과 워커와 같은 보조기구가 필요한 이유는 크게 세 가지로 나눌 수 있다.

재활, 삶을 되돌리는 회복의 기술 ①

첫째, 무릎에 가해지는 부하를 효과적으로 줄여 준다. 수술 직후 무릎은 약해진 상태이며, 아주 작은 체중 부하에도 민감하게 반응할 수 있다. 이때 목발이나 워커를 사용하면 체중이 무릎에 직접 전달되지 않고 분산되므로, 관절 연골이나 인대가 추가로 손상되는 것을 방지할 수 있다. 이는 수술 부위가 보다 안정적인 환경 속에서 회복될 수 있도록 도와준다.

둘째, 환자의 이동성을 지원해 준다. 수술 후 처음 걷기를 시도할 때, 통증이나 불안감으로 인해 움직임 자체가 부담스러울 수 있다. 목발이나 워커는 이러한 불안을 줄이고, 넘어질 위험을 낮춰 안전한 이동을 가능하게 만든다. 동시에 환자가 스스로 일상생활을 시작할 수 있다는 자신감을 심어 주며, 이는 심리적인 회복에도 긍정적인 영향을 미친다.

셋째, 적절한 체중 부하 조절이 회복을 촉진한다는 점에서 중요하다. 그저 무릎을 쉬게 하는 것만으로는 기능 회복이 더뎌질 수 있다. 일정한 부하를 주며 움직이는 훈련은 무릎의 정렬을 바로잡고, 관절 주변 조직의 기능을 회복시키는 데 도움이 된다. 특히 재활 초기에는 이러한 적절한 자극이 조직 재생과 근육 기능 향상에 긍정적인 영향을 미칠 수 있다.

각 수술은 조직의 손상 부위, 봉합 위치, 뼈의 상태에 따라 체중 부하를 적용하는 시기와 정도가 다르게 설계된다.

- 후방 십자인대 수술

수술 후 6주까지는 수술한 다리에 부분 체중 부하(30~50%)가능하며, 그 이후 점차 전 체중 부하(80~100%)로 확대

- 반월상 연골 봉합술

수술 후 6주까지는 수술한 다리에 부분 체중 부하(30~50%), 단, 방사형 파열처럼 불안정한 손상의 경우 첫 3주간은 완전한 체중 부하 금지(0%)

- 미세천공술 및 연골 재생술

수술 부위의 위치와 면적에 따라 다르지만 보통 최대 6주까지는 체중 부하 금지, 이후 7~12주까지는 점진적 부분 부하로 회복 진행

수술 후 걷는 것이 매우 어렵거나 체중을 전혀 실어서는 안 되는 상태라면 휠체어를 사용하는 것이 좋다. 조금씩 체중을 실어도 되는 부분 체중 부하(30~50%)의 시기라면 워커나 목발을 사용하는데, 운동 능력이 떨어지는 노인 환자는 우선적으로 목발 대신 워커를 사용하는 것이 좋다. 워커는 네 개의 지지점을 통해 체중을 넓게 분산시켜 주기 때문에 무릎에 전달되는 부담을 최소화하는 데 효과적이다.

반면, 어느 정도 걷는 동작이 가능하고 체중을 부분적으로만 실어야 하는 경우에는 목발이 더 적합하다. 목발은 워커보다 활동 반경이 넓고, 움직임이 더 자유로워 일상생활에서의 활동성을 높일 수 있다. 다만, 어떤 보조기구가 더 적절한지는 환자의 근력, 균형 감각, 그리고 수술 범위에 따라 달라질 수 있으므로, 반드시 의료진과 상담한 후 개인의 상태에 맞는 보조기구를 선택하는 것이 중요하다.

무릎 보호대, 관절을 보호하고 불안을 덜어 주는 도구

무릎 수술 후 재활 과정에서 '무릎 보호대'는 신체적 안정성과 심리적 지지를 동시에 제공하는 도구로 작용한다. 보호대는 수술로 약해진 무릎 관절과 그 주변 구조를 보호하고, 환자가 보다 안전하게 움직일 수 있는 환경을 마련해 준다.

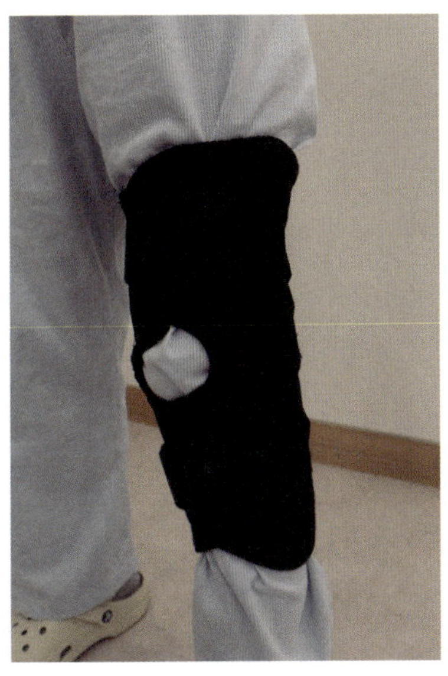

무릎 보호대

수술 직후 무릎 관절은 외부 충격이나 갑작스러운 움직임에 취약하다. 이 시기에 무릎 보호대는 관절의 불필요한 회전이나 뒤틀림을 제한하여 치유 중인 조직이 안정적으로 회복될 수 있도록 돕는다. 특히 초기 회복 단계에서는 일상에서의 작은 움직임, 예를 들어, 앉았다 일어나는 동작이나 침대에서 몸을 돌릴 때도 무릎에 불필요한 자극을 줄 수 있다. 이럴 때 보호대는 관절의 움직임 범위를 조절해 불안정한 무릎에 반복적인 손상이 가해지는 것을 예방한다.

무릎 보호대는 단순히 관절을 고정하는 데 그치지 않는다. 재활 초기 단계에서 무릎이 다시 움직이기 시작할 때, 보호대는 관절이 비정상적인 방향으로 움직이는 것을 막아 정상적인 움직임 패턴을 회복하도록 돕는다. 이는 특히 근육과 인대가 충분히 회복되지 않은 상태에서 중요한데, 보호대의 지지력이 무릎의 회전이나 비틀림을 억제하면서 다시 걷는 과정에서 바른 자세를 유도한다.

수술 후 환자들이 느끼는 불안감은 의외로 회복 속도에 큰 영향을 미친다. '다시 무릎을 써도 괜찮을까?', '혹시 넘어지면 어떡하지?' 등 이러한 심리적 긴장은 환자가 재활 운동을 적극적으로 시도하는 데 장애가 될 수 있다. 보호대를 착용하면 무릎이 외부 충격으로부터 보호되고 있다는 심리적 확신이 생긴다. 이러한 안정감은 환자가 재활 운동에 더 자신 있게 참여하도록 유도하고, 결과적으로 회복 속도를 높이는 긍정적인 역할을 한다.

그리고 무릎은 체중의 상당 부분을 지지하는 관절로, 수술 후에는 일시적으로 근력이 약화되며 불안정한 상황에 더 취약해진다. 조금만 비틀리거나 휙 꺾여도 다시 손상이 발생할 수 있고 낙상의 위험도 높아질 수 있다. 보호대는 이러한 예상치 못한 움직임이나 부상을 예방해 준다. 특히 회복이 완전히 이루어지기 전까지는 걷다가 균형을 잃는 상황, 계단을 오르내릴 때의 급작스러운 하중 등에서 무릎을 지지해 주는 역할이 매우 중요하다.

　결국 무릎 보호대는 단지 관절을 감싸는 장비가 아니다. 수술 후의 회복 여정을 보다 안정적이고 자신감 있게 이어 갈 수 있도록 돕는 '회복의 방패' 역할을 한다고 볼 수 있다. 무릎 보호대는 관절의 불안정성을 보완해 주고 움직임의 방향을 가이드하며 환자 스스로 움직일 수 있다는 자신감을 심어 주는 중요한 요소가 된다.

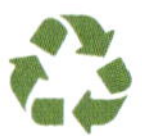

병원에서 하는 재활치료

무릎 수술 후의 회복은 단지 시간이 해결해 주는 문제가 아니다. '빠르게 걷는' 것보다 '제대로 걷는' 것이 중요하고, 운동 그 자체보다 '어떻게, 무엇을, 언제부터 시작하는지'가 더 중요하다. 병원에서 시행되는 재활치료는 환자 개인의 회복 속도와 상태에 맞춰 정밀하게 설계된 과정이다. 수술 직후 관절을 부드럽게 움직여 주는 기계 운동부터 근력 강화와 심폐 기능까지 고려한 운동 프로그램, 균형과 통증 조절을 위한 전문 치료까지 단계적으로 구성된다. 이 장에서는 병원에서 받을 수 있는 대표적인 재활치료들을 수술 직후부터 회복기까지 시간의 흐름에 따라 소개한다.

수술 직후에는 CPM, 그다음은 자전거

무릎 수술 직후, 아직 스스로 움직이기 어려운 시기에는 'CPM(Continuous Passive Motion) 기계'가 가장 먼저 재활의 문을 연다. 이 기계는 환자의 무릎을 자동으로 굴곡과 신전시키며, 일정한 속도와 정해진 범위 내에서 부드럽게 움직여 주는 장치다. 이러한 기계적 운동은 관절이 굳는 것을 예방하

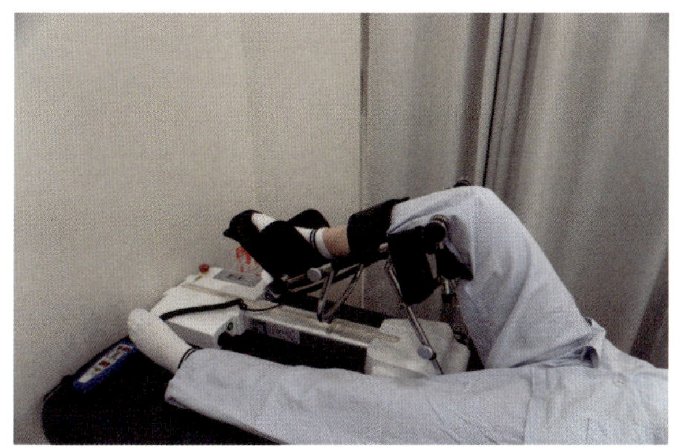

무릎 CPM

고, 혈액순환과 관절 윤활을 촉진하는 데 큰 도움이 된다. 특히 환자가 자발적으로 움직이기 힘든 수술 직후에는 CPM을 활용한 수동 운동이 관절 강직을 막고 통증을 줄이며, 조직 치유를 촉진하는 핵심 치료법으로 작용한다.

CPM을 사용할 때는 무릎의 상태와 통증의 정도에 따라 기계의 속도와 가동 각도를 적절히 조절해야 한다. 또한 환자마다 회복 속도가 다르기 때문에 사용 시간과 강도 역시 개인의 회복 경과에 맞춰 조절하는 것이 중요하다. 특히 자택에서 CPM 기기를 임대해 사용하는 경우에는 퇴원 전 의료진으로부터 정확한 사용법을 충분히 숙지하고 지도를 받는 것이 필요하다.

이러한 과정을 통해 무릎의 가동 범위가 130도 정도까지 회복되면 다음 단계로 넘어가는 데 적합한 대표 운동이 바로 실내 자전거 운동이다. CPM 치료는 그만큼 무릎 재활의 첫 단추를 여는 중요한 시작점이라 할 수 있다.

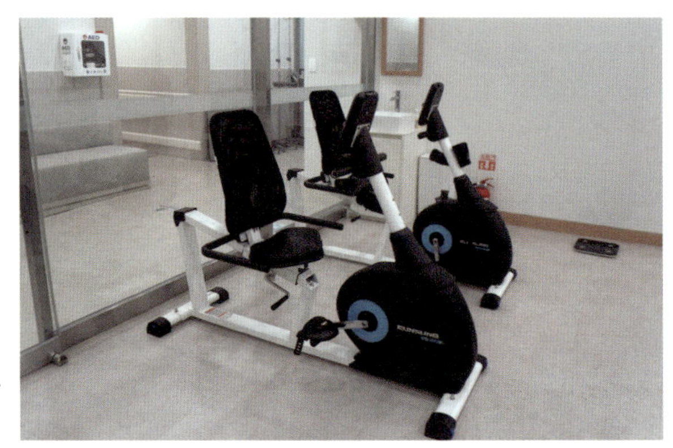

실내 자전거

　실내 자전거 운동은 무릎에 부담을 거의 주지 않으면서도 효과적인 재활을 도울 수 있는 대표적인 저강도 유산소 운동이다. 수술 후 회복기에는 무릎 관절에 강한 자극을 피하면서도 일정한 움직임이 필요한데, 자전거 페달링은 이러한 조건에 딱 맞는 운동으로 널리 활용된다. 단순히 무릎만 움직이는 것처럼 보일 수 있지만, 자전거 운동은 하체 전반의 근육을 고르게 사용하면서 동시에 심폐 기능과 혈액순환을 촉진하는 전신 운동이기도 하다.

　특히 CPM 치료를 통해 무릎의 기본적인 가동 범위를 회복한 이후, 그 연속선상에서 자전거 운동은 근육의 활성화와 관절 운동을 자연스럽게 이어 주는 중간 다리 역할을 한다. 이는 궁극적으로 환자가 일상생활로 복귀하는 데 중요한 징검다리가 된다.

　실내 자전거 운동은 수술 후 회복이나 관절 재활 과정에서 매우 효과적인 운동법으로 널리 활용된다. 페달을 밟는 반복 동작은 무릎 관절의 가

　　　　재활, 삶을 되돌리는 회복의 기술 ❶

동 범위를 넓히고, 관절 내 윤활 작용과 혈류 순환을 개선해 관절의 강직을 예방하는 데 도움을 준다. 이러한 움직임은 자연스러운 방식으로 관절을 부드럽게 움직이게 하여 회복을 촉진한다.

또한 실내 자전거 운동은 대퇴사두근, 햄스트링, 종아리 근육 등 하체의 주요 근육들을 고르게 단련시킨다. 이로 인해 무릎을 안정적으로 지지할 수 있는 힘이 길러지며, 결과적으로 재부상의 위험을 낮추는 데 긍정적인 영향을 미친다.

유산소 운동의 대표적인 형태로 자전거 타기는 심장과 폐의 기능을 강화시켜 심폐 지구력을 향상시키고 전신의 혈류를 원활하게 만들어 전반적인 체력 회복에도 기여한다. 더불어 꾸준한 자전거 운동은 칼로리 소모를 유도하여 체중 감량에 도움이 되며, 이는 무릎 관절에 가해지는 부담을 줄여 재활 속도를 앞당기는 데에도 효과적이다.

이처럼 실내 자전거 운동은 단순히 하체 근육을 강화하는 데 그치지 않고, 심혈관 기능 향상과 체중 관리까지 아우르며 전신 건강을 함께 챙길 수 있는 유익한 재활 프로그램으로 자리 잡고 있다.

무릎 주변 근육의 불균형을 개선하는 도수치료

무릎 수술을 받은 환자 가운데 상당수가 "시간이 지나면 알아서 낫지 않겠느냐"며 도수치료의 필요성에 의문을 갖는 경우가 많다. 하지만 균형을 회복하는 문제는 단순한 시간의 흐름만으로 해결되지 않는다. 특히 무릎처럼 체중 부하가 크고 일상적인 동작에 많이 쓰이는 관절은 정확하고 반복적인 자극과 교정이 필요한 구조다.

무릎은 하체의 중심에 위치한 관절로서 걷고, 서고, 계단을 오르내리는 모든 동작의 균형을 조절하는 중요한 축이다. 하지만 수술 이후에는 관절과 근육의 기능이 일시적으로 약화되기 때문에 이전과 같은 균형 감각을 회복하는 데 어려움이 따를 수 있다. 균형이 무너진 상태에서는 단순한 걷기조차 불안정하게 느껴지고, 몸의 다른 부위에 무리를 주는 보상 움직임이 발생할 수 있다. 균형이 떨어지는 주된 원인은 크게 세 가지로 나눌 수 있다.

첫째는 근력 약화다. 수술 이후 대퇴사두근, 햄스트링, 종아리 근육 등 무릎 주변의 주요 근육들이 약해지면 무릎을 안정적으로 지지하는 데 어려움을 겪게 된다. 이로 인해 서 있을 때나 걷는 도중 균형이 쉽게 흔들릴 수 있다.

둘째는 관절 유연성 감소다. 수술 부위의 부기, 통증, 흉터 형성 등으로 인해 관절이 뻣뻣해지고 움직임이 제한되면 몸의 무게 중심을 자연스럽게 이동시키는 데 어려움이 생긴다. 이 역시 균형 저하의 원인으로 작용한다.

셋째는 신경-근육 협응 저하다. 수술 이후에는 신경과 근육 간의 소통이 일시적으로 느려지거나 부정확해지는데, 이로 인해 몸의 중심이 흔들릴 때 균형을 유지하려는 반응 속도와 정확성이 떨어진다.

이러한 균형 문제를 개선하기 위해 효과적인 방법 중 하나가 바로 도수치료다. 도수치료는 전문 치료사의 손을 통해 관절과 근육을 직접 조작하고, 실시간으로 환자의 움직임을 교정하는 맞춤형 치료 방식이다. 특히 균형 능력 회복을 위해 다음과 같은 세 가지 효과가 중요하게 작용한다.

첫째, 관절 가동 범위 증가다. 수술 후 경직된 관절은 도수치료를 통해 부드럽게 이완되며, 제한된 각도의 움직임을 조금씩 넓혀 다양한 자세에

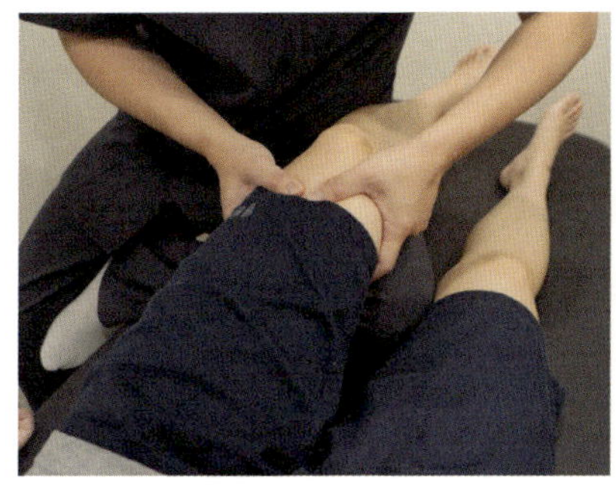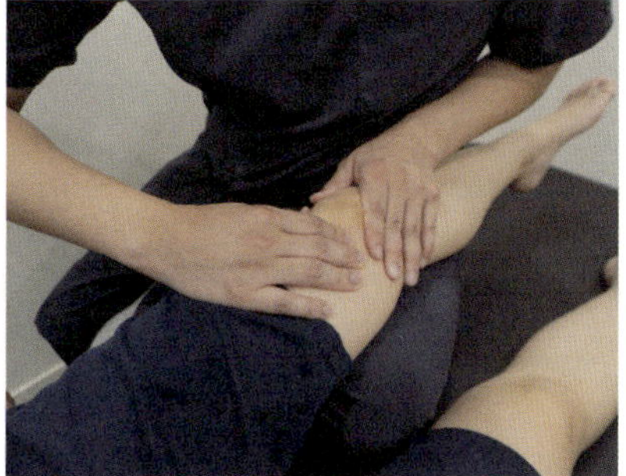

도수치료

서 무릎을 사용할 수 있도록 도와준다.

둘째, 근력 및 안정성 강화다. 약해진 근육은 도수치료의 자극을 통해 다시 활성화되고, 지나치게 긴장된 근육은 이완되어 관절 주변의 안정성이 회복된다.

셋째, 신경-근육 협응 향상이다. 치료 과정에서 제공되는 감각 자극은 신경계가 근육에 보다 정확한 지시를 내릴 수 있도록 훈련시킨다. 이를 통해 몸은 '균형을 잃지 않기 위한 반응'을 자연스럽게 기억하게 된다.

물론 집에서 스스로 실천하는 자가운동도 회복에 있어 중요한 역할을 한다. 하지만 도수치료는 다음과 같은 점에서 자가운동과는 분명한 차이를 가진다.

전문 치료사의 손을 통해 미세한 움직임까지 정교하게 조절할 수 있고, 운동 중 발생하는 통증이나 자세 불균형을 실시간으로 바로잡을 수 있으며, 환자에게 즉각적인 피드백을 제공해 보다 안전하고 효과적인 운동이 가능하다. 이로 인해 도수치료는 자가운동과는 질적으로 다른 재활 경험을 제공한다.

이처럼 도수치료는 관절을 늘려 주고 근육을 자극하는 기술적 접근에만 그치지 않는다. 도수치료는 수술로 인해 무너진 신체의 중심 감각을 다시 세워 주는 회복의 핵심 단계라고 할 수 있다. 진정한 재활은 걷는 능력을 되찾는 데서 끝나지 않는다. 제대로 서고, 안정감 있게 움직일 수 있는 감각을 회복해야만 가능한 것이다. 도수치료는 바로 그 감각을 되살리는 치유다.

통증 개선을 위한 한방치료와 물리치료

무릎 수술 후 통증은 치유 과정에서 자연스럽게 나타나는 반응이다. 하지만 그 통증이 일정 수준을 넘어서거나 장기화되면 회복을 지연시키고 환자의 일상 회귀를 막는 요인으로 작용할 수 있다. 초기에 통증을 적절히 조절하지 못하면 신경계가 통증에 과민하게 반응하는 상태로 바뀌어 일상적인 움직임에서도 과도한 통증을 느끼게 될 수 있다. 결국 이는 환자가 재활을 기피하게 만들고, 근력 강화와 유연성 회복을 늦추며 장기적으로 관절 기능 저하로 이어질 위험이 있다.

한방치료는 몸의 균형을 바로잡고 혈액순환과 에너지 흐름을 개선함으로써 통증을 완화하고 회복을 촉진하는 치료 방법이다. 특히 무릎 수술 이후에는 약물에 대한 부담 없이 자연적인 회복력을 높이는 방식으로 통증을 조절하고 재활을 돕는 보완 요법으로 활용될 수 있다. 수술로 인해 약화된 체력과 무릎 주변 조직의 손상을 완화하고, 회복 속도를 끌어올리는 데 효과적인 접근 방식으로 주목받는다.

또한 한방치료는 수술 부위에는 직접 시술하지 않고 무릎 주변의 주요 경혈점에 시술하고 있어서, 시술 후 2차 감염 등의 우려는 하지 않아도 된다.

침치료는 수술 부위가 아닌 무릎 주변의 주요 경혈점을 자극하여 신경과 근육의 긴장을 완화시키고, 진통 작용을 유도한다. 지속적인 자극은 혈류를 증가시키며 통증 전달 경로의 민감도를 낮추는 데 도움을 준다. 특히 만성통증이나 수술 후 남아 있는 불편감 해소에 효과적이다.

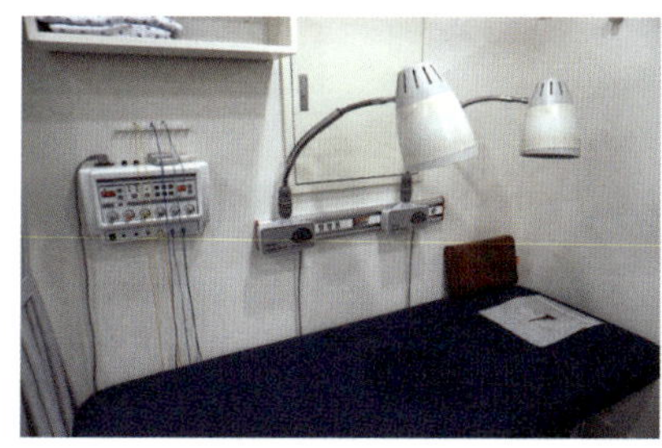

한방치료 치료실

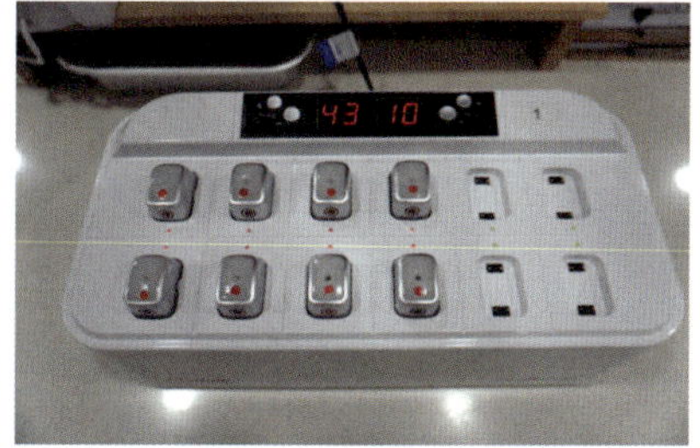

전자식 뜸

뜸치료는 온열 자극을 통해 무릎 부위의 혈액순환을 촉진하고 염증을 줄이는 방법으로, 조직의 치유를 촉진하며 심부 온열 효과와 근육 이완 효과를 동시에 제공한다. 통증과 부종이 동시에 존재하는 경우에 유용하게 적용할 수 있으며, 수술 부위가 아닌 무릎 주변의 주요 경혈점에 시술한다.

한약은 염증 억제와 기혈 순환을 돕는 동시에 전반적인 체력과 면역력을 향상시켜 회복력을 끌어올리는 데 기여한다. 특히 수술 후 체력이 저하된 환자에게는 부족한 에너지를 보충해 주는 보강적인 역할을 하며, 수술 이후 회복 과정에서 장기적인 밸런스를 유지하는 데 도움이 된다.

또한 부항 치료는 피부와 근육 사이에 부드러운 음압 자극을 주어 근육의 긴장을 풀고 혈액순환을 개선한다. 이러한 기전은 통증 부위의 국소순환을 향상시켜 통증을 줄이고 손상된 조직의 재생을 촉진하는 데 효과적이며, 수술 부위가 아닌 무릎 주변의 주요 경혈점에 시술한다.

한편, 물리치료는 전기, 열, 냉기, 압력 등의 물리적 자극을 활용하여 손상된 조직의 회복을 돕고 통증을 조절하는 치료 방법으로, 한방치료와 함께 병행되었을 때 상호 보완적 효과를 기대할 수 있다. 물리치료는 비침습적이고 반복 적용이 가능하기 때문에 수술 직후부터 안전하게 활용될 수 있다는 점에서 특히 무릎 관절 수술 후 통증 관리에 적합하다.

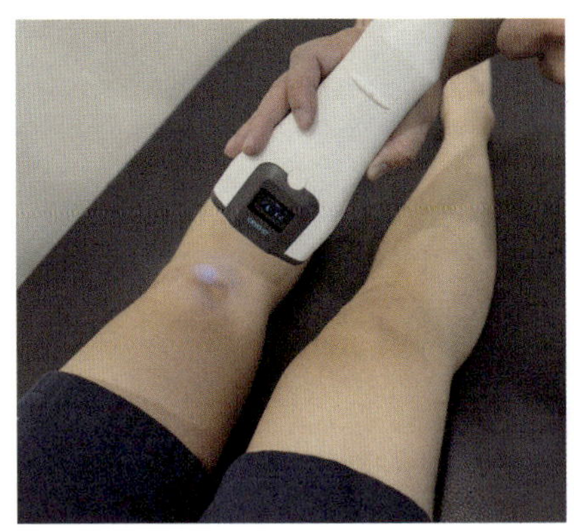
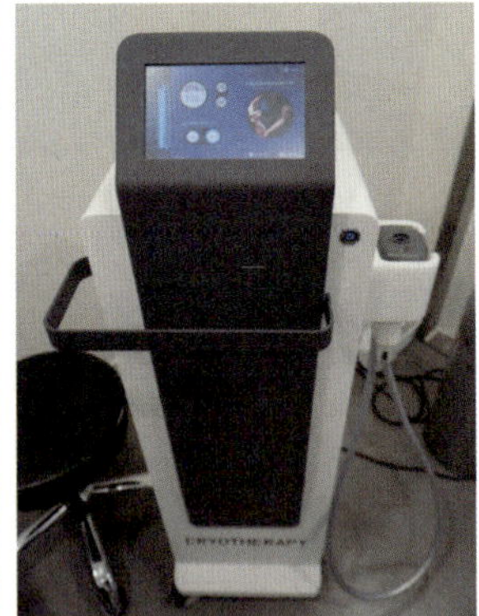

신장분사요법

전기치료는 저주파 또는 고주파 자극을 통해 통증 신호의 전달을 차단하고, 근육의 긴장을 이완시키는 데 사용된다. 자극 강도나 방식에 따라

 재활, 삶을 되돌리는 회복의 기술 ❶

신경 조절과 혈류 개선 효과도 동반되며, 회복 촉진에 도움을 준다.

　냉찜질은 수술 직후 흔히 나타나는 부기와 염증을 줄이기 위한 대표적인 방법으로, 혈관을 수축시켜 출혈과 부기를 억제하며 국소 통증을 완화하는 데 효과적이다. 반면, 온열 치료는 혈관을 확장시켜 조직에 산소와 영양소의 공급을 촉진하고, 근육을 이완시켜 만성통증 완화나 재활 중반 이후의 회복 단계에서 특히 유용하게 사용된다.

　이처럼 한방치료와 물리치료는 서로 다른 접근 방식을 통해 통증을 완화하고 조직 회복을 도우며, 상호 보완적으로 작용할 수 있다. 두 치료를 병행하면 단순히 통증을 완화하는 수준을 넘어, 신체 기능 회복과 심리적인 안정감까지 동시에 유도할 수 있다. 다만 치료의 시기와 강도는 환자의 회복 상태에 따라 조절되어야 하며, 전문적인 평가와 판단을 바탕으로 신중하게 적용하는 것이 중요하다.

집에서 따라 하는 재활

무릎 수술 후 회복 과정에서 가장 중요한 단계는 재활이다. 수술은 단지 기능 회복의 '시작점'일 뿐이며, 진짜 회복은 재활을 통해 일상으로 복귀하는 과정에서 이루어진다. 특히 병원에서의 초기 재활을 마친 이후 집에서 스스로 꾸준히 운동을 이어 가는 습관은 무릎의 장기적인 기능 회복과 건강을 결정짓는 핵심 요소다. 자가 재활은 관절의 가동 범위 회복은 물론, 근육 강화와 부상 재발 방지, 신체 기능의 균형 회복에 크게 기여한다. 단, 단계별로 무리 없이, 점진적으로 시행해야 하며 시기별 목표와 상태를 고려한 운동 계획이 필요하다.

수술 직후~2주일 이내: '올바르게 쉬는 것'부터 시작

수술 직후의 재활은 무릎을 보호하고 통증과 부기를 조절하는 것에서 시작된다. 아직 조직의 회복이 충분히 이루어지지 않은 이 시기에는 움직임을 최소화하되, 혈류를 촉진하는 방식의 안전한 재활이 필요하다.

이 시기의 핵심은 안정이다. 무릎을 과도하게 구부리거나 체중이 과도하게 실리는 동작은 피해야 하며, 걷거나 움직일 때는 반드시 워커나 목발 등의 보조기구를 사용해 무릎에 가해지는 부담을 줄여야 한다. 또 하루 10~20분씩 여러 차례 냉찜질을 실시해 염증과 부기를 줄이고, 심장보다 높게 다리를 올려 정체된 혈액의 순환을 유도하면 부기를 효과적으로 가라앉힐 수 있다.

수술 직후 시행할 수 있는 안전한 운동

- 무릎 굽힘 운동

1) Seated Flexion: 앉은 자세에서 천천히 무릎을 구부리는 동작으로, 관절의 가동 범위를 점진적으로 넓힌다.

2) Heel Slides: 누운 상태에서 발꿈치를 엉덩이 쪽으로 천천히 당겨 무릎의 굴곡을 유도한다.

3) 능동적 보조 굽힘 운동: 손이나 수건을 이용해 천천히 굽히면서 무릎을 부드럽게 자극한다.

- Quadriceps Setting(Q-set)

다리를 곧게 뻗은 상태에서 허벅지 근육(대퇴사두근)을 최대한 수축시킨다. 이 등척성 수축 운동은 근육 위축을 방지하고 초기 근력 활성화에 효과적이다.

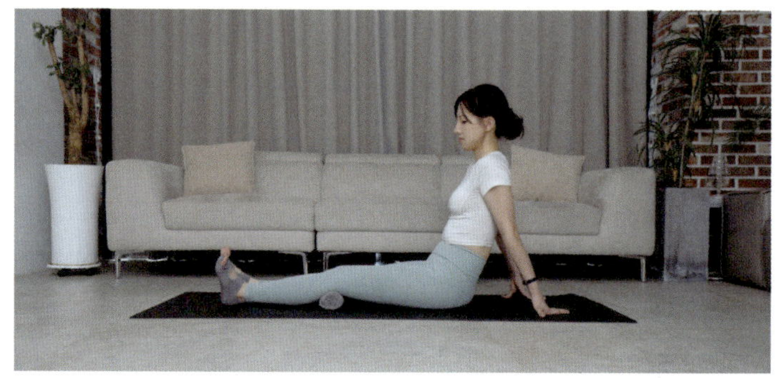

Q-set

- 하지거상 운동(Straight Leg Raise)

누운 상태에서 한쪽 다리를 천천히 들어 올리며 허벅지와 무릎 지지 근육을 강화한다.

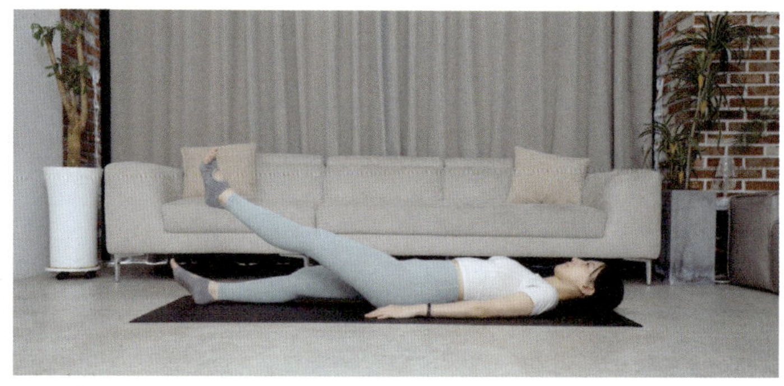

SLR

- 체중이동 연습(Weight Shift)

좌우로 천천히 체중을 이동하며 무릎이 체중을 지탱할 수 있도록 연습한다. 이 운동은 향후 보행 연습을 위한 준비 단계다.

- 기초 보행 훈련

워커를 이용해 천천히 제자리 걷기, 앞으로 걷기, 뒤로 걷기, 옆으로 걷기를 시도하며 균형과 기본적인 이동 능력을 회복해 나간다.

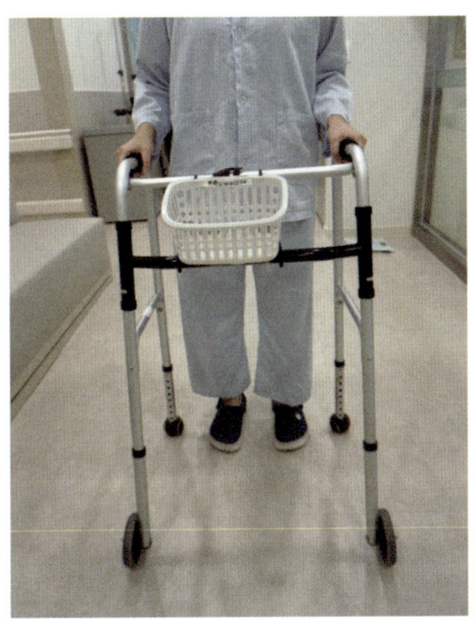

워커 보행

다만 이 시기의 굽힘 운동은 절대 무리하지 말고 통증을 지표 삼아 점진적으로 범위를 확장해야 한다.

수술 3~12주까지: 대퇴사두근을 깨우는 시기

수술 3~12주까지는 본격적으로 무릎 기능을 회복하기 위해 대퇴사두근(넙다리 네갈래근)을 강화하는 시기다. 이 근육은 무릎 관절의 안정성과 체중 지지에 핵심적인 역할을 하며, 재활 운동 전반에 걸쳐 매우 중요한 포인트다.

이 시기의 목표는 'CPM 기계가 아닌 스스로 무릎 가동 범위 120~130도 이상 달성', '보행 패턴의 정상화', '균형 감각의 재조정'이다.

수술 3~12주까지 추천 운동

- 관절 가동 범위 운동 + 고정식 자전거

앞 단계에서 시행하던 무릎 굽힘 운동에 고정식 자전거 페달링을 더해 가동 범위를 확장한다.

- 보행 리듬과 자세 재교육

한 발로 서기 연습 등 균형 능력을 향상시키며 안정된 걸음걸이를 회복해 간다.

- 저항 운동

무릎 굽힘과 펴기에 탄력 밴드나 모래주머니를 추가하여 점진적으로 근력을 강화한다.

- 스쿼트 및 런지 운동

체중 지지 가능한 의자나 벽을 활용해 기초적인 스쿼트와 런지를 시작한다.

　　　　　재활, 삶을 되돌리는 회복의 기술 ❶

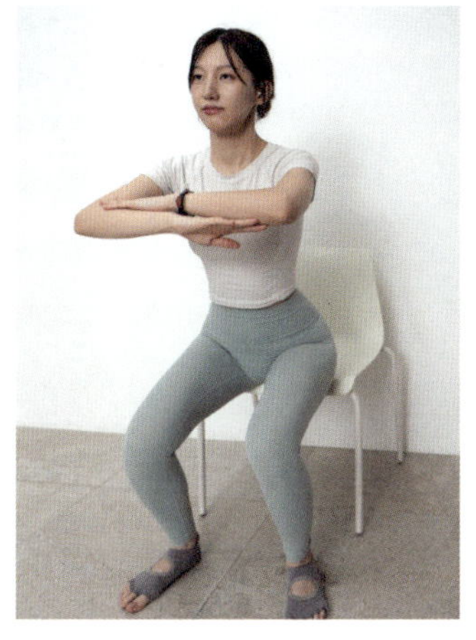

의자 스쿼트

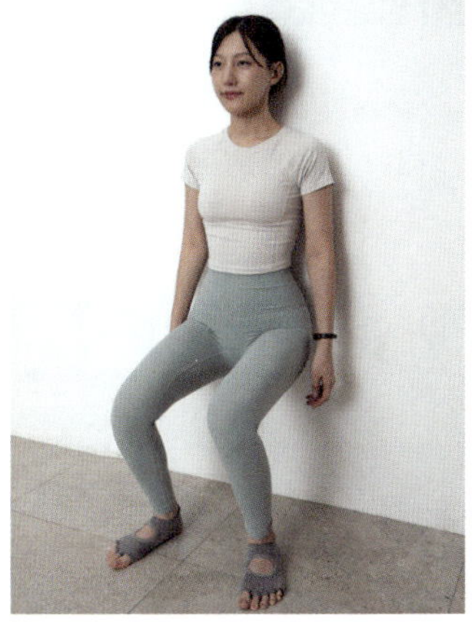

벽 스쿼트

- 계단 오르내리기 훈련

스텝박스를 활용해 낮은 높이부터 점진적으로 훈련하며 고관절, 무릎, 발목의 협응력을 기른다.

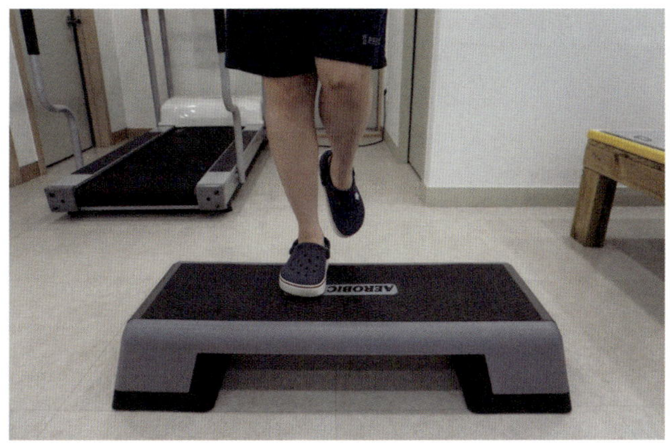

스텝박스 운동

- 누워서 엉덩이 들기 운동

대퇴사두근 외에도 햄스트링과 둔근을 동시에 활성화시켜 하체 전반의 지지력 회복을 돕는다.

수술 3개월 이후: 실생활 적응과 활동 복귀로

수술 후 3~6개월은 무릎 관절의 전반적인 회복을 완성하는 시기다. 이제는 걷기 이상의 활동을 수행할 수 있어야 하며, 운동 강도와 범위를 점진적으로 확대해 실생활에서의 응용 능력을 기르는 데 중점을 둔다.

수술 3개월 이후 추천 운동

- 평지 걷기 → 경사로 걷기 훈련

실외 걷기를 시작해 시간, 거리, 속도를 늘려 가며 무릎의 지속적인 체중 지지 능력을 훈련한다.

- 저충격 운동: 고정식 자전거, 수영

관절 부담은 낮추고 근육과 심폐 기능은 유지·강화하는 데 적합한 운동으로 수영은 체중이 분산되어 관절 부담이 적고 전신 운동이 가능해 매우 효과적이다.

- 근력 강화 운동

종아리 근육을 단련하는 Calf Raise(뒤꿈치 들기) 운동은 발목-무릎-엉덩이의 연동성을 개선하고 보행 능력을 향상시킨다.

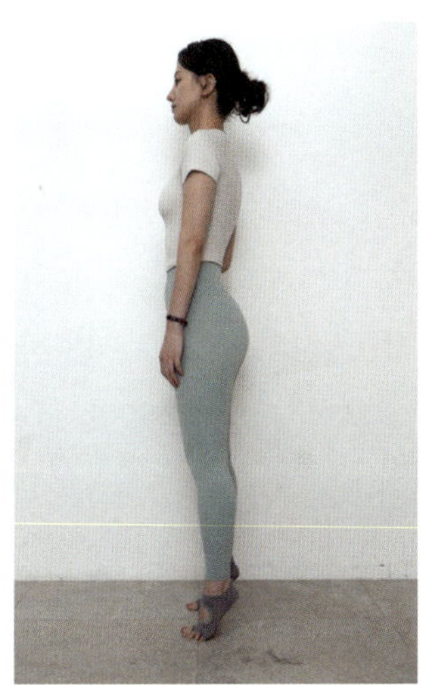

뒤꿈치 들기 운동

이외에도 스쿼트, 런지 등을 통해 하체 전체의 근력을 균형 있게 발전시킨다.

스쿼트 ▶ 

런지 ▶ 

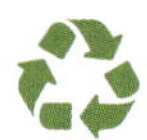

이것만은 꼭 피하자!

무릎 수술 후 재활은 분명 회복을 위한 필수 요소다. 하지만 아무리 좋은 운동이라도 잘못된 방식, 시기, 강도로 시행하면 오히려 회복을 방해하고 심한 경우에는 수술 부위에 다시 손상을 입힐 수 있다. 회복을 향한 길에서 중요한 것은 '빨리 나으려는 조급함'이 아니라, 무릎의 상태와 단계에 맞는 적절한 자극을 선택하는 것이다.

무리한 고강도 운동

수술 직후나 회복 단계에서 점프, 달리기, 급격한 방향 전환과 같은 동작은 무릎 관절에 강한 충격을 주어 심각한 부하를 가할 수 있다. 이러한 동작은 수술 부위에 미세 손상을 일으키고 재부상 위험을 높이며 관절 내 출혈과 염증을 유발할 수 있다.

특히 관절이 완전히 회복되지 않은 상태에서는 작은 충격도 큰 결과로 이어질 수 있으므로, 고강도 운동은 반드시 전문가의 확인 후 단계적으로 시작해야 한다.

과도한 체중 부하 동작

수술 후 아직 회복 중인 무릎에 체중이 직접 실리는 쪼그려 앉기, 무거운 물건 들기 같은 활동은 관절에 불필요한 압력을 가하며 통증, 부기, 염증을 유발할 수 있다. 무거운 물건을 들어야 할 때는 다른 사람의 도움을 받고, 쪼그려 앉는 자세는 가능한 한 피하며 필요시 의자나 지지대를 활용해 무릎의 부담을 줄여야 한다. 무릎에 무리한 압력이 반복되면 수술 부위에 미세 손상을 일으킬 수 있으므로 주의가 필요하다.

무릎을 과도하게 늘리거나 비트는 운동

회복 초기에 과도한 스트레칭이나 트위스트 동작은 수술 부위의 조직에 직접적인 손상을 줄 수 있다. 특히 무릎을 뒤로 지나치게 젖히는 동작이나 무릎 전체를 비트는 움직임은 아직 치유되지 않은 수술 주변 부위에 부담을 줄 수 있다.

유연성은 서서히, 반복적으로, 자연스럽게 회복되어야 한다. 갑작스럽게 범위를 늘리거나 각도를 강제로 확장하려는 시도는 회복을 더디게 만들고, 오히려 운동 공포감을 심어 줄 수 있다.

무릎 수술 후 재활은 단거리 달리기가 아니라, 호흡을 맞춘 장거리 마라톤과 같다. 무릎은 작은 자극에도 민감하게 반응하는 섬세한 관절이기 때문에 과욕보다는 정확한 판단과 꾸준한 실천이 회복의 열쇠다. '무엇을 하느냐'만큼이나 '무엇을 하지 않느냐'가 회복을 결정짓는 중요한 기준이 된다.

시기	수술 2주까지	수술 3~6주까지	수술 7~12주까지	수술 3~6개월까지
재활 목표	염증관리 가동범위 증대	가동범위 증대 근력강화	점진적 근력강화 정상보행	수술 전 생활 복귀
무릎 보호대 착용여부	착용 필요	착용 필요	부분적 필요	대부분 불필요
관절 능동 가동 범위	90도	110도	120~130도	130도 이상
스트레칭 필요 부위	햄스트링 비복근	대퇴사두근	장요근 둔근	보행 관련 전체 근육
근력 운동	대퇴사두근 수축 운동	걷기 운동	실내 자전거	하지 근력 운동
기타	수술 후 14일 차에 실밥 제거 16일 차부터 샤워 가능			
주의 사항	연골 재생술은 수술 후 6주까지 체중부하 금지(0%) 12주까지 부분 체중부하(30~50%) 후방십자인대 재건술, 반월판 봉합술, 연골 이식술은 수술 후 6주까지 부분 체중 부하(30~50%) 반월판 봉합술 중 방사형 파열은 수술 후 3주까지 체중 부하 금지(0%) 후방십자인대 재건술은 다리를 곧게 편 상태로 고정하여 6주까지 보조기 착용. 각도 운동도 엎드려서 시행			

고관절 수술의 종류와 방법

고관절은 우리가 걷고, 앉고, 일어서고, 무게 중심을 바꿀 때마다 가장 깊숙한 곳에서 우리 몸을 지지하고 균형을 맞춰 주는 관절이다. 단지 다리의 관절 하나가 아니라, 골반과 하지를 연결하는 체중 전달의 중심이자 하체의 힘을 위로, 상체의 무게를 아래로 이어 주는 '핵심 허브' 역할을 한다. 이처럼 중요한 고관절은 체중을 받는 부하가 큰 만큼 손상 위험도 높고, 한 번 문제가 생기면 일상생활 전반에 큰 제약을 가져올 수 있다.

고관절에서 자주 발생하는 네 가지 주요 질환

고관절에서 수술적 치료가 필요한 대표 질환은 다음 네 가지다.

- 첫째, 고관절 인대 손상

스포츠 활동이나 낙상 등의 외상, 혹은 반복적인 사용으로 고관절 주변 인대가 늘어나거나 찢어진 상태다. 통증, 부기, 움직임 제한 등이 주 증상이며 일반적으로 휴식, 냉찜질, 압박, 한방치료, 비스테로이드성 항염증

제(NSAIDs) 등 보존적 치료로 호전될 수 있다.

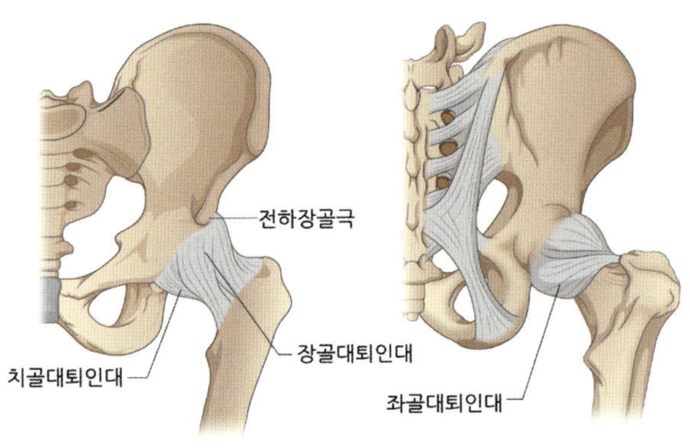

고관절 인대

- 둘째, 고관절염

고관절의 연골이 점차 마모되어 염증과 통증을 유발하는 질환으로, 특히 고령층에서 흔히 발생한다. 통증으로 인해 보행과 움직임이 제한되며 병변이 상당히 진행된 경우 인공 고관절 수술이 필요할 수 있다.

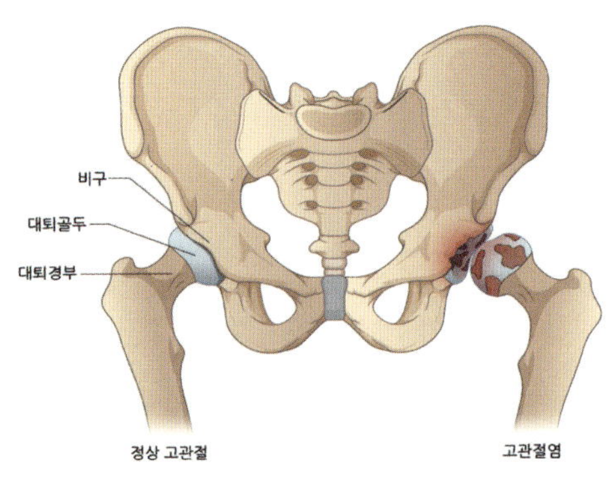

고관절염

- 셋째, 고관절 골절

낙상 등의 외부 충격으로 대퇴골 경부 또는 전자부에 발생하는 골절로, 뼈가 약한 고령자에게 특히 흔하다. 대부분 인공 고관절 수술 또는 고정술이 필요하다.

- 넷째, 대퇴골두 무혈성 괴사

대퇴골의 머리 부분(골두)에 혈액 공급이 줄어들면서 골조직이 괴사하는 질환이다. 초기에는 보존적 치료가 시도되지만, 차도가 없거나 병변이 상당히 진행된 경우 인공 고관절 수술로 대체하는 것이 일반적이다.

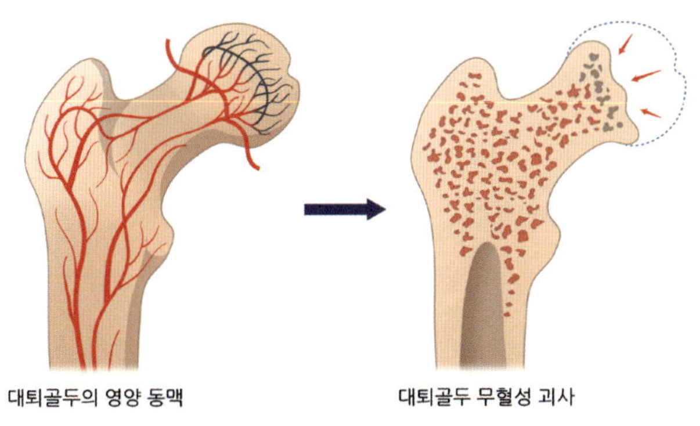

대퇴골두 무혈성 괴사

고관절의 구조와 기능 이해하기

고관절은 골반의 오목한 관절구(소켓, Acetabulum)와 대퇴골의 반구형 대퇴골두(볼, Femoral Head)가 만나 이루어지는 전형적인 '볼-앤-소켓

(Ball-and-socket)' 관절 구조다.

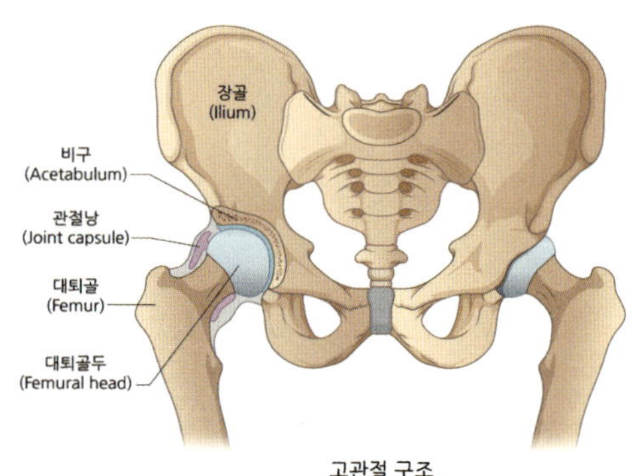

고관절 구조

고관절은 우리 몸에서 하중을 지탱하고 움직임을 가능하게 하는 핵심 관절 중 하나로, 그 구조는 정교하면서도 기능적으로 매우 중요하다. 고관절을 이루는 주요 구성 요소는 다음과 같다.

먼저 대퇴골두(Femoral Head)는 대퇴골의 끝에 위치한 반구형 구조로, 골반의 관절구 안으로 깊숙이 들어가 안정적으로 맞물린다. 다음으로 고관절 구(Acetabulum)는 골반의 바깥쪽에 자리한 오목한 컵 모양의 구조로, 대퇴골두를 감싸며 단단히 지지한다. 이처럼 두 구조가 서로 맞물려 고관절의 안정성과 움직임을 동시에 확보한다.

또한 관절 내부에는 관절 활액(Synovial Fluid)이 존재한다. 이 액체는 관절 표면을 촉촉하게 유지시켜 마찰을 줄이고, 대퇴골두가 관절구 안에서 부드럽게 회전하고 움직일 수 있도록 도와준다.

고관절은 어깨 관절처럼 여러 방향으로 자유롭게 움직일 수 있는 유연

     재활, 삶을 되돌리는 회복의 기술 ❶

한 구조를 갖고 있지만, 그보다 더 중요한 기능은 체중을 지지하고 관절의 안정성을 유지하는 데 있다. 이 관절은 우리 몸의 체중을 하체로 고르게 전달하는 지렛대 역할을 하며, 서 있을 때나 걷거나 뛸 때, 그리고 자세를 유지하고 균형을 잡을 때 없어서는 안 될 필수적인 역할을 수행한다.

고령화와 함께 증가하는 고관절 수술

고령화가 빠르게 진행되면서 고관절 질환도 함께 증가하고 있다. 특히 노년층에서는 고관절의 연골 마모, 골절, 무혈성 괴사와 같은 문제가 빈번하게 발생하며, 이는 일상생활에 심각한 불편을 초래한다. 고관절에 문제가 생기면 가장 먼저 영향을 받는 것이 바로 보행 능력이다. 고관절의 통증이나 손상은 앉았다 일어나는 동작, 침대에서 몸을 돌리는 동작, 걷기나 계단 오르기 등 기본적인 활동조차 극도로 어렵게 만든다.

이러한 상황에서 고관절 수술은 통증을 줄이고, 이동성과 자립성을 회복하는 데 결정적인 역할을 한다. 특히 대표적인 수술인 고관절 전치환술(Total Hip Arthroplasty, THA)은 손상된 관절을 인공관절로 대체함으로써 기능 회복과 통증 완화를 동시에 기대할 수 있다.

최근에는 고관절 수술에 최소 침습 수술법과 로봇 보조 수술 기술이 도입되면서 안정성과 정확성이 더욱 향상되고 있다. 이러한 기술은 수술 절개 범위를 줄이고 회복 시간을 단축시키며 감염 및 합병증의 위험을 감소시킨다는 점에서 특히 고령 환자에게 매우 적합한 방식으로 평가받는다. 또한, 3D 프린팅을 활용한 맞춤형 인공관절의 적용과 정밀한 절삭이 가능한 내비게이션 기술은 수술 후 만족도와 재활 성공률을 높이는 데 기여하고 있다.

고관절은 수술 자체도 중요하지만, 그 이후의 재활은 더 중요하다. 고관절 수술 후에는 일정 기간 체중 부하에 제한을 두고, 전문가의 지도 아래 운동 범위를 점차 확대하며 고관절의 유연성과 근력을 회복해야 한다. 적절한 재활을 통해 고관절 기능의 회복, 인공관절의 안정적 유지, 재수술 및 합병증 예방을 모두 기대할 수 있다.

인공관절로 대체하는 고관절 전치환술

고관절 전치환술(Total Hip Arthroplasty, THA)은 손상된 고관절을 인공관절로 대체하는 수술로 심각한 골관절염, 류마티스 관절염, 고관절 골절, 대퇴골두 무혈성 괴사 등이 있는 환자에게 시행된다. 통증이 극심하거나 일상적인 보행이 어려운 경우, 보존적 치료로는 효과가 없을 때 이 수술을 고려하게 된다. THA는 손상된 관절 부위를 제거하고 금속, 세라믹 또는 플라스틱 소재의 인공관절을 삽입하는 방식으로 진행된다. 삽입된 인공관절은 대퇴골두와 관절구 역할을 하며, 자연 관절처럼 부드럽게 움직이도록 설계되어 있다.

수술 방법은 다양하게 나뉘며 전통적인 후방 또는 측방 접근법, 그리고 최근에는 절개 범위를 줄인 최소 침습 수술법도 널리 시행되고 있다. 최소 침습 수술은 출혈과 감염 위험을 줄이고, 회복 시간을 단축시킨다는 장점이 있다. 또한 최근에는 맞춤형 인공관절과 로봇 보조 수술이 점차 보편화되면서 보다 정밀하고 정확한 삽입이 가능해졌고, 수술 결과의 안정성과 예후도 크게 향상되고 있다.

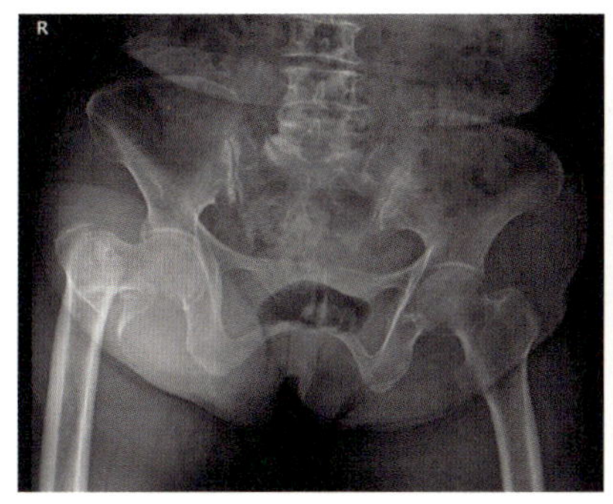
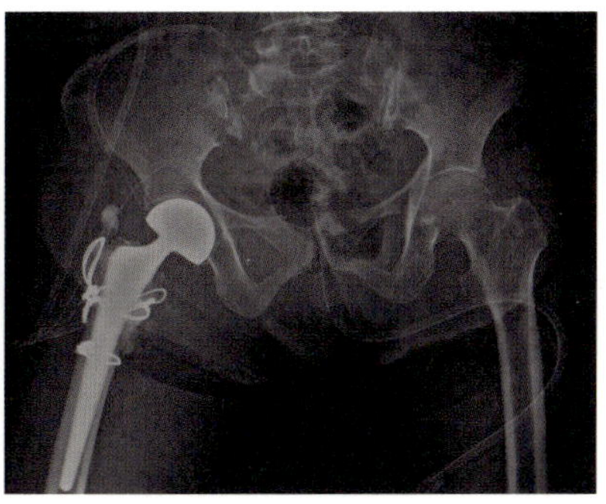

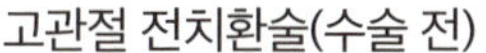

고관절 전치환술(수술 전)　　　　　　고관절 전치환술(수술 후)

수술 후 초기에는 체중 부하에 제한이 있다. 걷기, 앉기, 일어서기와 같은 일상 동작도 의료진의 지도 아래 단계적으로 진행해야 하며, 특히 과도한 굴곡(Hip Flexion), 외회전(External Rotation)과 같은 특정 움직임은 인공관절의 탈구 위험이 있으므로 피해야 한다. 재활 초반에는 관절 가동 범위를 천천히 늘리고 무릎 및 고관절 주변 근육을 강화하는 운동을 통해 인공관절의 안정성과 유연성을 함께 회복하는 것이 중요하다.

고관절 골절 고정술

고관절 골절 고정술(Hip Fracture Fixation)은 대퇴골 경부나 전자부 등에 발생한 고관절 부위 골절을 안정적으로 고정하기 위해 시행되는 수술이다. 특히 골다공증이 있는 고령자에게서 낙상에 의해 자주 발생하며, 수술 없이는 골절이 제대로 붙지 않거나, 움직임 제한이 장기화될 수 있다.

이 수술은 부러진 뼈를 정렬한 뒤 금속 핀, 나사, 플레이트 등의 고정 장치를 이용해 뼈를 제자리에 고정한다. 골절의 위치와 형태에 따라 내부 고정술(Internal Fixation)과 외부 고정술(External Fixation) 중에서 선택하게 되며, 환자의 골 상태, 나이, 활동 수준 등을 모두 고려해 수술 방법이 결정된다. 최근에는 관절경 수술법(Arthroscopy)과 같은 최소 침습 기술이 도입되면서 수술 후 회복이 빨라지고, 감염과 합병증 발생률이 크게 낮아지고 있다. 또한 생체 재료 기반의 고정 장치가 개발되어 고정력은 높이면서도 뼈와 조직에 부담을 최소화할 수 있게 되었다.

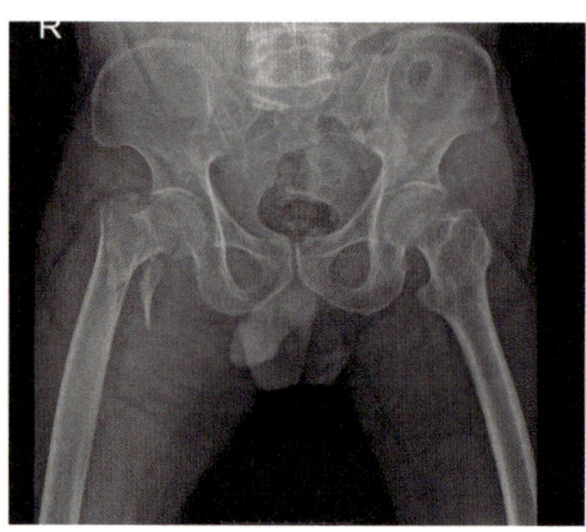
고관절 골절 고정술(수술 전)

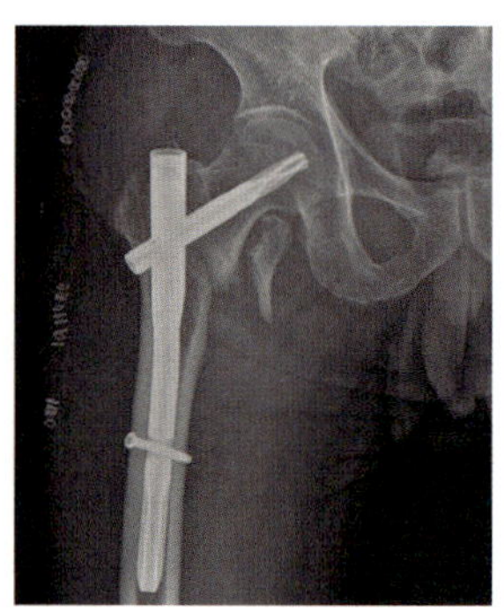
고관절 골절 고정술(수술 후)

　수술 후 초기에는 체중 부하를 제한하거나 목발 또는 워커 등의 보조기구를 사용해 골절 부위에 무리가 가지 않도록 관리해야 한다. 재활 과정에서는 고정 부위의 안정성을 유지하면서 점진적으로 관절의 가동 범위를 회복하고 고관절 주변 근육의 기능을 강화해 나가는 것이 중요하다. 모든 재활은 의료진의 지시를 따라 조심스럽고 점진적으로 진행되어야 하며, 무리하거나 통증을 유발하는 동작은 피해야 한다.

재활, 삶을 되돌리는 회복의 기술 ❶

고관절 모양을 바로잡아 기능을 되살리는 대퇴골 절골술

대퇴골 절골술(Osteotomy)은 고관절 부위의 뼈 모양을 재구성하거나 변형을 교정하여 관절의 기능을 회복하기 위해 시행되는 수술이다. 고관절 질환이나 기형으로 인해 관절의 정렬이 비정상적일 때, 대퇴골을 절단하고 그 모양을 재형성함으로써 하중이 고르게 분산되도록 하여 통증을 줄이고 관절 기능을 향상시키는 치료법이다. 이 수술은 특히 젊은 연령층에서 관절을 가능한 한 오래 보존하고자 할 때 고려되며, 고관절 전치환술처럼 관절을 완전히 교체하지 않고 자기 관절을 유지하는 치료 전략이다.

수술은 손상되거나 변형된 대퇴골 부위를 절단하고 정상적인 형태로 재구성한 뒤, 금속 플레이트나 나사 등으로 뼈를 안정적으로 고정하는 방식으로 진행된다. 최근에는 3D 프린팅 기술과 컴퓨터 기반 내비게이션 기술을 활용해 수술 계획을 정밀하게 수립하고, 실제 수술에서도 보다 정확한 절단과 정렬 교정이 가능해지고 있다. 이를 통해 수술 결과의 예측 가능성과 환자 맞춤형 치료가 더욱 정교해졌다.

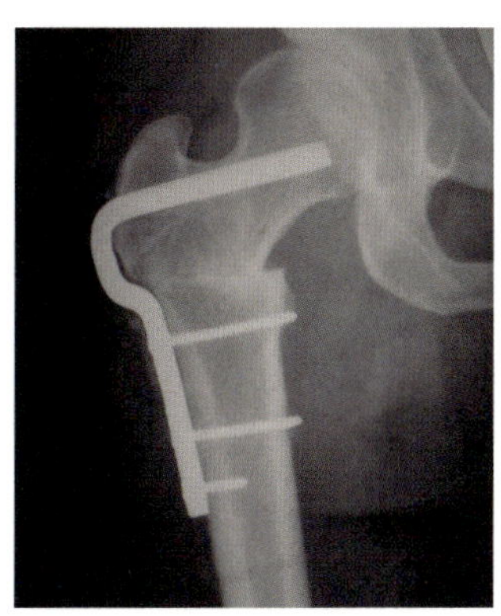

대퇴골 절골술

수술 후 초기에는 체중 부하와 특정 움직임에 제한이 따르며 뼈가 안정적으로 치유될 수 있도록 충분한 고정 유지 기간이 필요하다. 재활은 뼈가 붙는 속도와 수술 부위의 상태에 따라 개별적으로 진행되며, 의료진의 지시하에 점진적으로 관절 가동 범위와 근력 운동을 확대해 나가야 한다. 무리한 동작은 회복을 늦추거나 수술 부위에 부담을 줄 수 있으므로 항상 안전을 우선으로 해야 한다.

고관절 안정성을 지키는 관절순 복원술

관절순은 고관절에서 대퇴골두를 감싸 고정하고 관절의 움직임을 안정화시키는 섬유성 연골 조직이다. 고관절의 구조적 안정성과 윤활 작용을 돕는 관절순은 손상될 경우 통증, 관절의 불안정성, 움직임 제한 등의 증상을 유발할 수 있다. 관절순 복원술(Labral Repair)은 이 손상된 관절순을 복구하거나 재건하는 수술로, 주로 젊은 활동적인 환자, 혹은 관절순 손상이 운동 능력에 큰 영향을 미치는 경우에 시행된다.

수술은 대부분 관절경(Arthroscopy)을 이용해 작은 절개를 통해 진행되며, 관절 내부를 정밀하게 관찰하면서 손상 부위를 봉합하거나 필요시 생체 재료를 이용해 재건하게 된다. 최근에는 수술 기법의 발전, 생체 흡수성 재료의 개발로 인해 수술의 안정성과 결과 예측이 개선되고 있으며, 특히 재발률이 낮고 회복 속도가 빠르다는 장점이 있다.

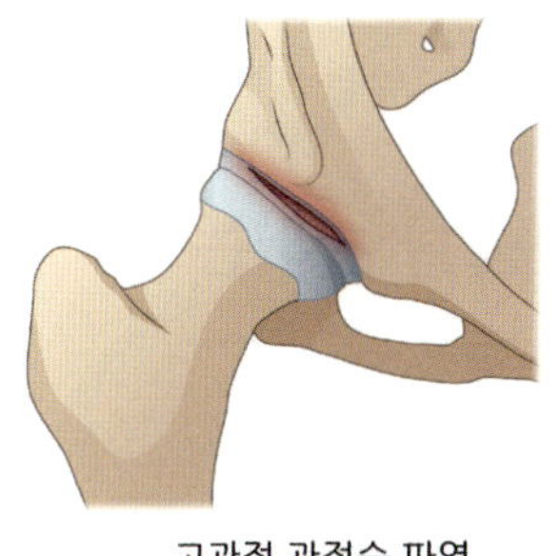
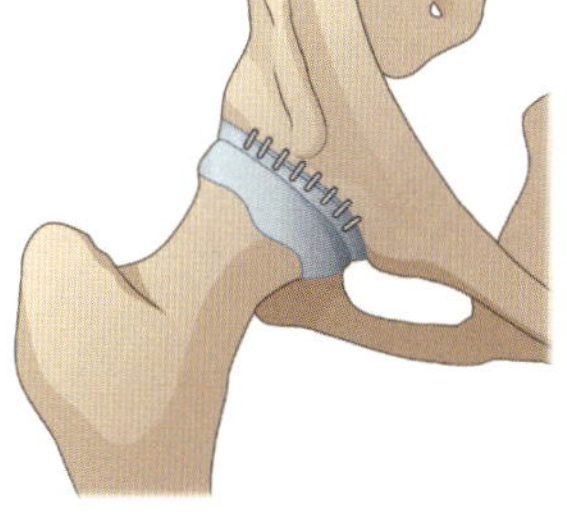

관절순 복원술

수술 후 초기에는 관절순이 다시 자리 잡고 회복되도록 하기 위해 과도한 굴곡이나 회전 같은 특정 움직임을 제한해야 한다. 보조기 착용과 함께 전문가의 지도에 따라 점진적으로 운동 범위를 확대하고, 고관절의 안정성을 유지한 상태에서 재활 운동을 시작하는 것이 중요하다. 회복 초기에는 걷기보다는 관절의 부드러운 움직임 회복에 중점을 두고, 이후 근력과 기능 회복으로 재활을 확장해 나가야 한다.

〈대퇴골 절골술과 관절순 복원술 한눈에 비교〉

수술명	주요 목적	수술 방식	수술 후 특징
대퇴골 절골술	체중 부하축 이동 관절보존	뼈 절단 후 정렬 재배치 금속 고정	체중부하 제한 1~2년 뒤 뼈가 완전히 유합되면 2차 제거수술
관절순 복원술	관절 안정성 회복 통증 감소	관절경으로 봉합 또는 재건	보조기 착용 수술 후 이물감

수술 후 탈구와 합병증을 줄이는 법

고관절 수술 후에는 통증과 부기, 관절 강직, 혈전 발생과 같은 여러 가지 흔한 부작용이 발생할 수 있다. 이러한 문제들은 대부분 수술 직후 일시적으로 나타나지만, 초기부터 잘 관리하지 않으면 회복을 늦추거나 더 큰 합병증으로 이어질 수 있다.

수술 부위의 통증과 부종은 거의 모든 환자가 경험하는 일반적인 증상이다. 이를 완화하기 위해서는 정기적인 냉찜질과 의료진이 처방한 진통제 복용이 도움이 된다. 다리를 심장보다 높게 올리는 하지거상 자세도 혈류를 원활하게 하고 부기를 줄이는 데 효과적이다. 다만, 통증을 피하기 위해 무릎이나 고관절을 완전히 움직이지 않고 고정된 상태로 두는 것은 오히려 관절이 굳는 강직(Stiffness)을 초래할 수 있으므로 통증이 허용하는 범위 내에서의 부드러운 스트레칭과 가벼운 움직임이 권장된다.

관절 강직을 예방하기 위해서는 초기부터 의료진의 지시에 따라 점진적으로 관절 가동 범위를 회복하는 재활 운동이 중요하다. 이 과정에서 고관절 보조기는 유용한 도구가 될 수 있다. 보조기는 수술 직후 관절의 안정성을 높여 주고 체중이 실리는 상황에서 관절에 과도한 부담이 가해

    재활, 삶을 되돌리는 회복의 기술 ❶

지지 않도록 지지해 준다. 특히 체중 부하가 제한되는 회복 초기에는 보조기를 착용함으로써 부상의 위험을 낮추고 보다 안전하게 움직일 수 있는 조건을 만들 수 있다.

고관절 탈구를 예방하는 핵심 습관

고관절 수술 후에는 관절 주변의 인대와 근육이 아직 완전히 회복되지 않았기 때문에 특정 자세나 동작은 인공 고관절의 탈구 위험을 증가시킬 수 있다. 대표적으로 피해야 할 움직임은 다음과 같다.

- 고관절 수술 후 금기 자세

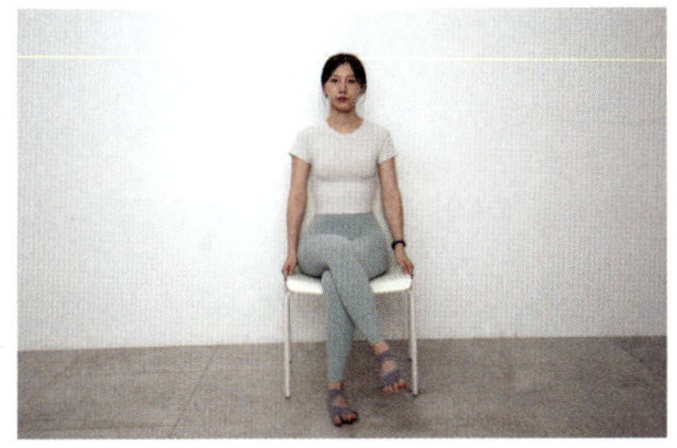

다리 꼬기(고관절 내전)

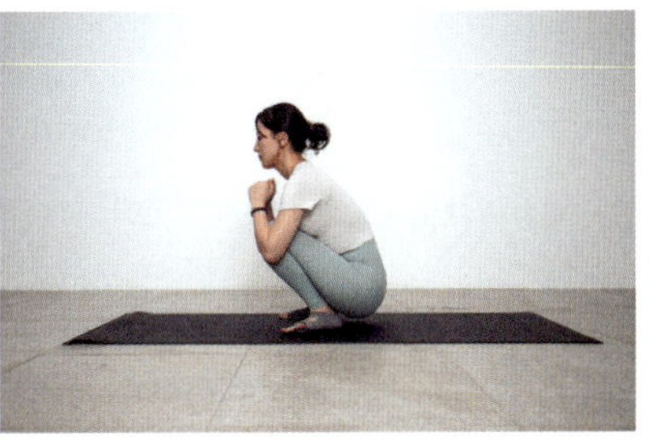

쪼그려 앉기(고관절 굴곡)

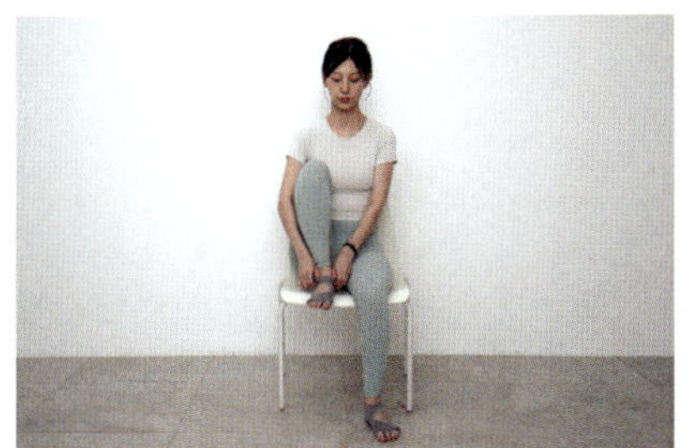

다리 들어올리기

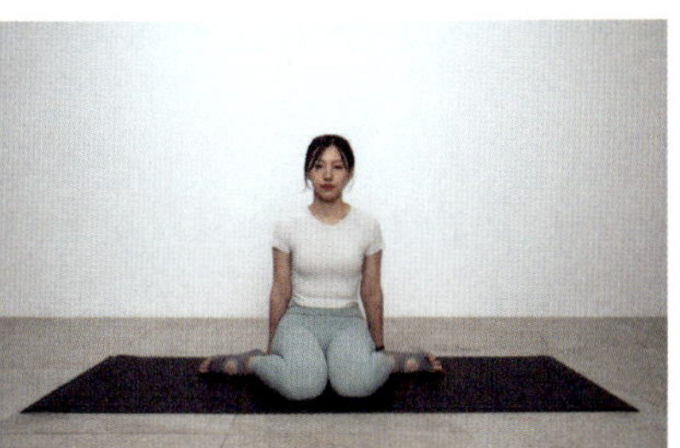

바닥에 앉기(W자세)

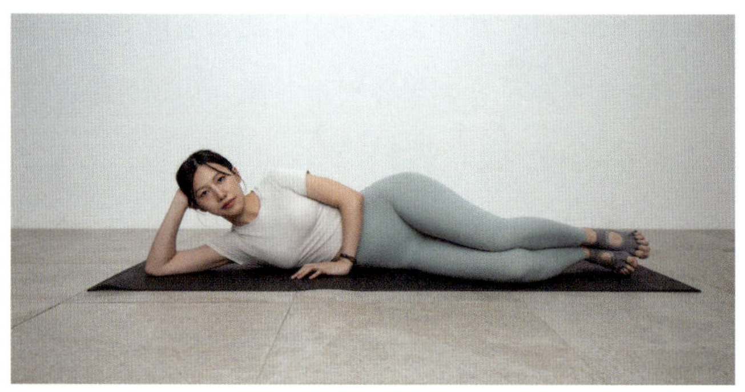

엎드리거나 수술한 쪽으로 눕기, 베개 없이 눕기

　이러한 자세는 고관절에 과도한 압력과 회전력을 가해 인공관절의 위치를 불안정하게 만들 수 있다. 특히, 누운 상태에서 다리를 무리하게 들어 올리는 운동도 초기에는 피해야 한다.

　수술 직후에는 정자세로 눕는 것만 가능하며, 의료진의 허락이 있기 전에는 옆으로 눕거나 수술한 쪽으로 돌아누우면 안 된다. 옆으로 눕는 것이 허용되더라도 반드시 다리 사이에 베개를 끼워 고관절이 회전하지 않도록 유지해야 한다. 베개 없이 다리를 모으는 자세는 관절 탈구 위험을 높일 수 있으므로 절대 피해야 한다.

혈전증 예방을 위한 관리

　수술 후 장시간 누워 있거나 움직임이 제한되면 혈류 속도가 느려져 혈전(피떡)이 형성될 수 있다. 이러한 혈전이 폐로 이동하면 폐색전증, 뇌로 이동하면 뇌졸중으로 이어질 수 있으며, 이 경우 생명까지 위협받을 수 있다.

▶ 혈전증 예방을 위한 방법

- 압박 스타킹 착용

종아리에서 허벅지까지 단계적으로 압력을 가해 다리 정맥의 혈류를 촉진하고 혈전 생성을 억제한다.

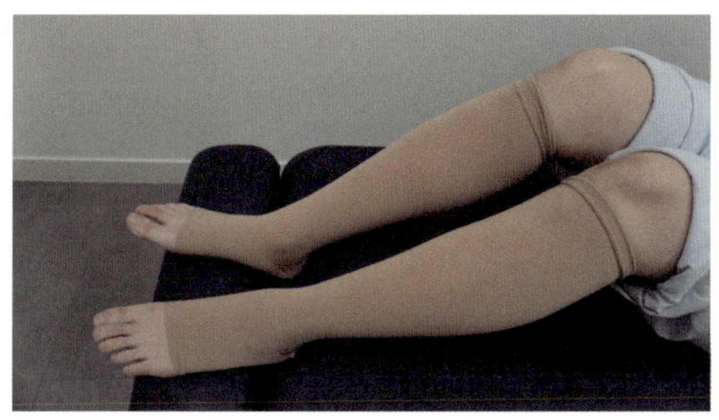

압박 스타킹

- 발목 펌프 운동(Ankle Pump Exercise)

발끝을 위아래로 움직이는 단순한 운동이지만, 종아리 근육을 자극해 혈액순환을 돕는 효과가 크다.

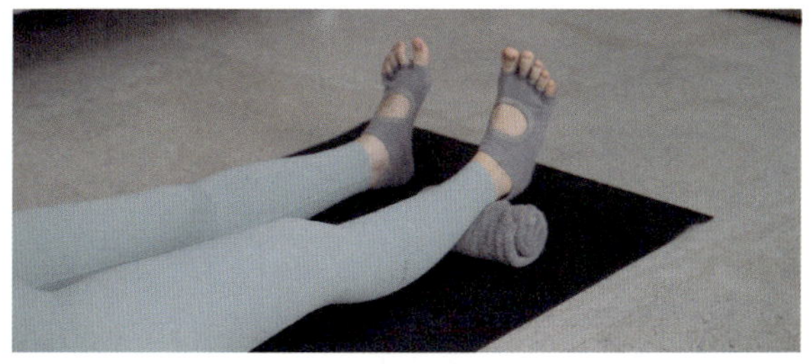

발목 펌프 운동

- 적절한 움직임 유지

침상에만 있지 말고 가능한 한 가벼운 걷기나 자세 바꾸기를 통해 혈류 정체를 예방한다.

- 생활 습관 개선

흡연, 비만, 과음 등은 혈전 위험을 높이는 요인이므로 금연·체중 조절·수분 섭취 등 기본적인 건강관리가 필요하다.

- 혈전 예방 약물 복용

고위험군 환자의 경우, 의료진의 판단에 따라 항응고제(혈액 희석제)를 복용해야 할 수 있다.

조급함보다는 꾸준함으로!

고관절 수술을 앞두고 많은 환자들은 "수술만 하면 곧바로 편하게 걸을 수 있겠지"라는 기대를 갖곤 한다. 수술 전 불편함이 워낙 컸던 만큼, '인공관절을 넣기만 하면 예전처럼 날아다닐 수 있을 것'이라는 생각은 어쩌면 당연한 희망일지도 모른다. 하지만 고관절 전치환술은 단순한 부품 교체가 아니라, 우리 몸을 새롭게 조립하는 수술에 가깝다. 인공관절은 완성되었을지라도, 그 주변을 지지하고 움직임을 조절하는 인대, 근육, 신경은 훈련 없이는 결코 제 기능을 발휘할 수 없다.

갓 태어난 아이가 뒤집기, 기어다니기, 서기, 걷기라는 과정을 거쳐 조심스럽게 걸음을 시작하듯이, 인공 고관절 수술 후의 회복도 단계적인 과정을 밟아야 한다. 처음에는 체중 부하를 최소화하며 조심스럽게 한 걸음씩 걷기 시작하고, 서서히 이동 범위와 활동량을 늘려 가며 근육과 관절, 신경의 협응을 되살려야 한다. 무리하게 빨리 걷거나 지나치게 욕심을 부려 일상으로 복귀하려는 시도는 회복 중인 관절과 조직에 과도한 부담을 주어 재부상을 유발할 수 있다.

수술 부위가 아직 완전히 치유되지 않은 상태에서 체중을 갑자기 실거나 균형을 잃고 넘어지는 경우, 이미 삽입된 인공관절 주위에 손상이 발생하거나 전반적인 회복 속도가 크게 늦춰질 수 있다. 이는 수술 후 재입원이나 재수술의 가능성을 높이고 환자의 심리적 위축을 초래하며, 장기적인 기능 회복에도 악영향을 줄 수 있다.

의료진은 환자의 상태에 맞는 운동 범위와 체중 부하 계획을 수립해 하루하루 조금씩 전진하는 재활 루틴을 구성한다. 환자는 이 계획을 신뢰하고 조급한 마음을 내려놓은 채 꾸준히 따라가는 것이 중요하다.

고관절 수술 후의 회복은 체중을 점진적으로 늘리고 움직임의 패턴을 다시 교육받으며 균형과 근력을 회복해 나가는 복합적인 과정이다. 이러한 과정은 결국 수술의 성공뿐만 아니라, 환자가 스스로 움직이고 다시 일상을 살아가는 데 필요한 가장 중요한 밑바탕이 된다.

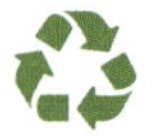

병원에서 하는 재활치료

고관절 수술 후 병원 재활치료는 걷기 훈련에만 그치지 않는다. 재활은 수술 직후 통증과 부종 관리부터 시작해 장기적인 고관절 기능 회복, 균형 감각 회복, 보행 안정성 향상까지 단계적이고 체계적인 과정으로 구성된다.

수술 직후에는 냉찜질, 압박, 약물치료를 병행하며 통증과 부종을 조절하고 관절 경직을 방지하며 근육 위축을 최소화하는 것이 목표다. 이후에는 수동적 운동부터 시작해 능동적 관절 운동으로 확장되고 근력 강화, 균형 훈련, 보행 교정, 기능적 훈련까지 환자의 상태에 맞춘 맞춤형 재활 프로그램이 진행된다.

보호와 안정성 단계(수술 후 2주 이내)

재활의 첫 단계는 '움직임보다 보호'가 우선이다. 이 시기에는 관절과 조직을 보호하면서 수술 부위에 무리가 가지 않도록 주의해야 한다. 수술 후 첫 4주간은 고관절을 과도하게 신전하거나 외회전하지 않도록 조심해야 하며 고관절 굴곡근을 무리하게 사용하는 것도 피해야 한다. 대신, 등척성 운동으로 근육을 유지하고 조직 손상을 방지할 수 있다. 수술 종류에 따라 체중 부하 정도도 달라진다.

관절순 복원술이나 괴사 조직 제거술 후에는 통증이나 심한 편위가 없다면 점진적으로 목발 사용을 줄이며 체중을 일부 실을 수 있다. 대퇴비구 충돌 교정을 위한 절골술을 받은 경우에는 4~6주간 부분 체중 부하만 허용하며, 이는 골절 위험을 낮추고 새로운 골 형성을 유도하는 데 도움이 된다. 초기 재활은 수동적 관절 운동(PROM), 굴곡 이외 방향의 등척성 운동으로 구성되며, 의료진의 적절한 가이드가 필요하다.

· 추천되는 초기 운동 예

- 엉덩이 근육 수축 운동
- 공을 이용한 내전근 등척성 수축 운동
- 엎드려 발뒤꿈치 수축 운동
- 고정식 자전거 타기:
  2주 전까지는 의자 높이를 높여 과도한 굴곡 방지
  2주 이후에는 점차 의자를 낮추고 운동 시간을 늘려 능동적 관절 운동 시작

기능 회복과 근력 강화(수술 2~6주 이후)

이 시기에는 관절 가동 범위를 점진적으로 회복하고 고관절 주변 근육, 특히 대퇴사두근과 중둔근을 집중적으로 강화하며 체중 부하를 실을

수 있도록 신체 기능을 회복해 나가는 데 중점을 둔다. 능동적 관절 운동 (AROM)을 시작해 환자가 스스로 무릎과 고관절을 움직일 수 있도록 유도하고 유연성 강화를 위한 스트레칭이 병행된다.

4~6주 경부터는 체중 부하 운동이 가능해지며, 이는 심폐 기능 회복과 체력 향상에도 도움이 된다. 단, 조직을 복구하는 수술을 받은 환자의 경우 충격이 큰 운동은 반드시 의료진의 지시에 따라 제한되어야 한다. 이 시기의 핵심은 근력 회복, 협응력 향상, 점진적 강도 증가다.

· 수술 2~6주 이후 추천되는 운동
- 저항 밴드를 활용한 고관절 주변 근력 강화
- 체중 부하에 적응하는 하지 운동
- 균형 훈련과 낙상 예방 운동

기능적 회복과 일상 복귀(수술 후 12~16주 이후)

병원 재활치료의 마지막 단계는 단순한 근력 회복을 넘어, 기능적 움직임의 복원과 일상으로의 안전한 복귀를 목표로 한다. 이 시점부터는 수술 부위가 달리기, 점프, 방향 전환(Cutting) 등 고강도 활동에서 발생하는 충격을 견딜 수 있을 만큼 회복된 상태다. 운동 구성은 다음과 같다.

- 가벼운 달리기 → 점진적으로 거리·시간 늘리기
- 사이드 셔플 → 크로스오버 커팅 등 방향 전환 운동
- 한 발로 뛰는 테스트를 통해 재건 부위 기능 평가

- 스쿼트, 런지, 플랭크 등 코어 근력 운동
- 싱글 레그 트레이닝을 통한 하체 좌우 균형 회복

운동선수의 경우에는 종목 특성에 맞는 고강도 기능 훈련이 추가되며, 일반 환자라면 일상적인 걷기, 계단 오르내리기, 가벼운 야외 활동 등 실생활 복귀에 초점을 맞춘 훈련이 진행된다.

균형을 개선하는 도수치료

도수치료(Manual Therapy)는 고관절 수술 후 재활 과정에서 단순히 관절을 움직이는 것 이상의 효과를 지닌 치료법이다. 특히 고령 환자나 균형 감각이 저하된 환자에게는 도수치료가 균형 감각을 향상시키고 낙상 위험을 줄이는 핵심적인 재활 방식으로 작용한다. 수술 후 통증, 근력 약화, 관절 가동 범위 제한은 일상생활에서 걸음걸이와 체중 이동을 불안정하게 만들 수 있다. 이러한 불균형은 낙상으로 이어질 수 있고, 이는 고관절 수술 환자에게는 매우 위험한 2차 손상이다.

도수치료는 회복의 전 과정에 걸쳐 적용된다. 도수치료는 수술 후 초기부터 중기, 후기까지 모든 단계에서 중요한 역할을 수행한다. 치료사는 손을 사용해 관절, 근육, 인대에 직접 작용하며 신경-근육계의 기능을 최적화하고, 균형 능력과 전반적인 안정성을 회복시키는 데 중점을 둔다.

도수치료는 뭉친 근육을 푸는 데 그치지 않고, 환자가 자신의 몸을 다시 믿고 안전하게 움직일 수 있도록 돕는 전인적인 재활치료 방식이다. 특히 고관절 수술 후 환자에게 요구되는 균형감, 근력, 공간 감각 등의 회

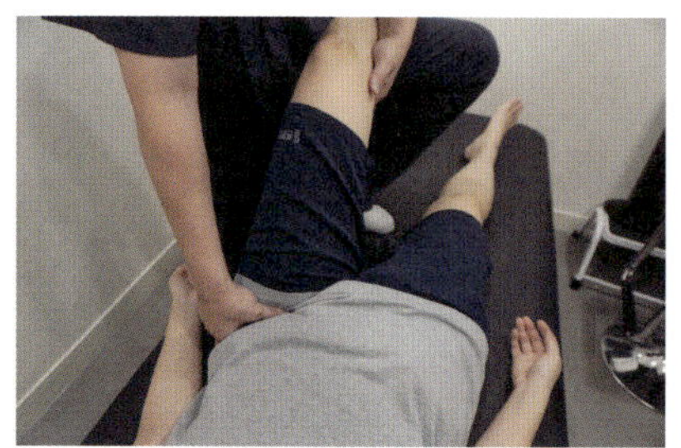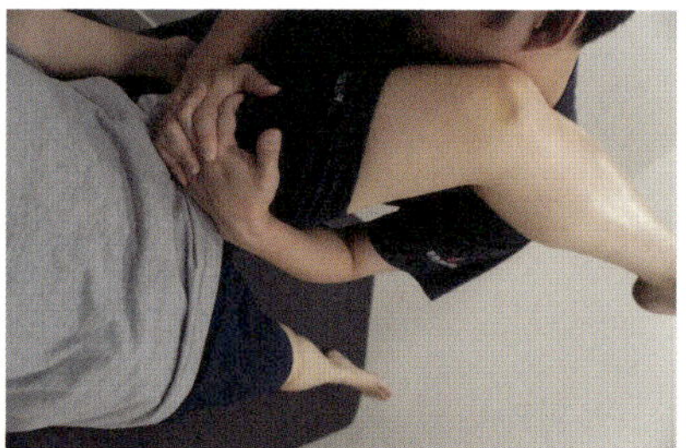

도수치료

복에 중요한 역할을 하며, 치료사의 손을 통한 맞춤 자극은 기계적인 치료로는 얻기 어려운 정밀한 효과를 제공한다.

도수치료의 첫 번째 주요 효과는 관절 가동 범위의 회복과 균형 능력 향상이다. 수술 후 흔히 발생하는 관절 경직을 풀어주고 관절 유연성을 증가시켜 보다 자유로운 움직임을 가능하게 하며, 이는 나아가 일상에서의 균형 유지 능력을 향상시키는 데 기여한다.

또한 도수치료는 근력 및 안정성 강화를 위한 훈련을 포함한다. 특히 중둔근과 같이 고관절을 안정화하는 핵심 근육을 타깃으로 자극하고 단련함으로써 근육 간의 협응력을 높인다. 이는 보행이나 체중 이동과 같은 다양한 움직임에서 신체가 조화롭게 반응하도록 돕는다.

고관절 수술 후 종종 손상되는 고유수용감각(Proprioception) 회복에도 도수치료는 유효하다. 고유수용감각은 신체가 자신의 위치와 움직임을 감지하는 능력으로, 도수치료는 압박이나 위치 변화 자극을 통해 이 감각을 다시 활성화해 환자가 공간 속에서 자신의 몸을 보다 정확히 인지할 수 있도록 돕는다.

이와 함께 도수치료는 통증을 완화하고 심리적인 안정감을 제공하는 효과도 크다. 치료사의 손을 통해 관절과 근육의 긴장을 부드럽게 풀어 주며 통증을 줄이고, 반복적인 신체 접촉과 상호작용을 통해 환자에게 정 서적인 안정감을 전해 준다. 이러한 긍정적인 심리적 경험은 환자의 재 활 의지를 높이고 전반적인 회복 과정에 긍정적인 영향을 미친다.

무엇보다 도수치료는 개별화된 맞춤 치료가 가능하다는 점에서 큰 장 점이 있다. 환자마다 회복 속도와 증상의 양상이 다르기 때문에 치료사 는 유연하게 강도와 기법을 조정할 수 있다. 어떤 환자에게는 유연성 회 복이 우선일 수 있고, 또 다른 환자에게는 균형 훈련이 더 필요할 수 있으 며, 이처럼 환자의 상태에 맞춘 접근이 이루어진다.

결국 도수치료는 낙상 예방, 균형 유지, 운동 공포 감소 등 다양한 측면 에서 수술 후 재활의 완성도를 높이는 데 기여하며, 환자가 자신의 몸을 다시 신뢰하고 능동적으로 움직이도록 이끄는 중요한 치료 과정이라 할 수 있다.

통증 개선을 위한 한방치료와 물리치료

고관절 수술 이후 통증은 대부분의 환자들이 피할 수 없는 현실이다. 수술 부위의 조직 손상과 염증 반응, 근육의 경직 등 다양한 원인에 의해 발생하는 이 통증은 적절히 조절되지 않으면 환자의 움직임을 위축시키 고 재활 의지를 저하시킬 수 있다. 따라서 수술 직후부터 체계적인 통증 관리는 회복의 핵심이며, 이를 위해 한방치료와 물리치료가 효과적으로 병행될 수 있다.

한방치료는 수술 부위에는 직접 시술하지 않고 고관절 주변의 주요 경혈점에 시술하고 있어서, 시술 후 2차 감염 등의 우려는 하지 않아도 된다.

침치료는 고관절 주변의 경혈을 자극하여 통증 신호 전달을 차단하고 신경계 반응을 유도함으로써 염증과 근육의 긴장을 완화시킨다. 동시에 혈류를 개선하고 조직 회복을 촉진하는 이중의 효과를 기대할 수 있다.

뜸치료는 수술 부위 이외에 고관절 주변 혈 자리에 온열 자극을 가해 혈류를 원활하게 하고, 염증 반응과 근육 경직을 완화하는 데 도움을 준다. 약침은 한약의 유효 성분을 추출해 통증 부위나 경혈에 직접 주입함으로써 침술의 기전과 약물치료의 효능을 동시에 얻는 방식이다. 이는 염증을 억제하고 조직 재생을 유도하며, 직접적인 통증 경감 효과를 제공한다. 이와 함께 한약 복용은 체내 염증 반응을 조절하고 전반적인 체력과 건강 상태를 회복하는 데 보완적인 역할을 하여, 수술 후 빠른 회복을 돕는다.

한편, 물리치료는 열, 냉, 전기 자극 등의 물리적 방법을 이용하여 수술 부위의 염증과 통증을 완화하고 근육의 긴장을 풀어 주는 치료다. 전기치료는 저주파 전류를 사용하여 신경과 근육을 자극하고, 통증 신호의 전달을 차단함으로써 이완 효과와 진통 효과를 동시에 유도한다.

열치료는 혈액순환을 촉진하고 근육을 부드럽게 풀어 주어 만성적인 통증이나 경직 완화에 효과적이다. 반면, 냉치료는 수술 직후 부기와 염증을 줄이는 데 주로 사용되며, 초기 염증 단계에서는 냉찜질을 활용하고 회복기 이후에는 열치료로 전환하는 방식으로 적용된다.

이처럼 한방치료와 물리치료는 각각의 장점을 지니고 있으며, 두 방법을 병행하면 상호 보완적인 시너지 효과를 기대할 수 있다. 환자의 상태와 통증 양상에 따라 치료법을 조합하고, 전통적인 치유 이론과 현대 의학적 접근이 유기적으로 적용될 때, 고관절 수술 후의 통증은 효과적으로 조절되고 전반적인 재활의 질도 한층 높아진다.

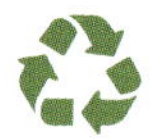

집에서 따라 하는 재활

고관절 수술 후 재활은 회복의 연장선이자 기능 회복의 핵심 단계다. 병원에서의 초기 재활을 마친 후에도 집에서 시행하는 자가운동의 꾸준함이 고관절의 움직임, 근력, 일상생활 복귀 속도에 큰 영향을 미친다. 특히 수술 직후부터 6개월까지의 시기는 재활 운동을 정기적으로 반복하며 단계별로 기능을 회복해 나가는 골든 타임이다. 단계별로 무리하지 않고, 자신의 몸 상태에 맞는 운동을 안전하게 시행하는 것이 가장 중요하다.

운동 중 약간의 불편감은 있을 수 있지만, 지속적이거나 날카로운 통증이 느껴질 경우 즉시 중단하고 의료진과 상담해야 한다.

수술 직후부터 2주까지: 초기 회복기

- 발목 펌프 운동(Ankle Pump Exercise)

고관절 수술 직후, 가장 먼저 시행할 수 있는 운동이 바로 발목 펌프 운동이다. 이 간단한 움직임은 하지의 혈액 순환을 촉진하고, 정맥 내 혈류 정체를 막아 혈전 발생 위험을 낮추는 효

재활, 삶을 되돌리는 회복의 기술 ❶

과가 있다. 침대에 누운 상태 또는 의자에 앉아 다리를 편안히 뻗고, 발끝을 천천히 몸쪽으로 당긴 후 다시 반대 방향으로 밀어낸다. 이 한 사이클을 10~15회 반복하고, 하루 3~5회 시행하면 좋다. 운동은 천천히, 무리하지 않게 수행해야 하며 종아리 근육의 수축과 이완을 통해 순환 개선, 부종 완화, 근육 자극에도 도움이 된다.

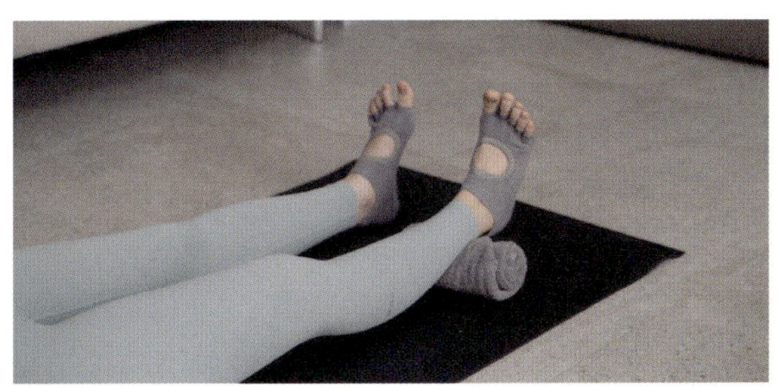

발목 펌프 운동

- 엉덩이 조이기(Gluteal Squeezes)

엉덩이 근육은 고관절을 지탱하고 움직임을 조절하는 데 핵심적인 역할을 한다. 이 운동은 대둔근을 포함한 엉덩이 근육 전체를 활성화해 골반 안정성, 허리 지지력, 혈류 개선, 체위 안정성에 도움을 준다. 바닥에 누워 무릎을 세우거나, 의자에 앉은 상태에서 엉덩이 근육을 5~10초간 강하게 수축하고, 천천히 이완하는 동작을 10~15회 반복한다. 하루 2~3세트를 기본으로 시작하며, 근육이 단련됨에 따라 점진적으로 횟수를 늘린다. 호흡을 자연스럽게 유지하며, 허리 통증이나 과도한 긴장이 느껴지면 즉시 강도를 줄여야 한다.

2주부터 6주까지: 관절 가동성 회복기

- 옆으로 다리 들기(Side Leg Raises)

옆으로 누워 윗다리를 천천히 들어 올렸다가 다시 내리는 이 운동은 중둔근과 소둔근을 강화하여 고관절의 안정성과 균형을 향상시킨다. 양다리 모두 10~15회씩 반복하고, 하루 2~3세트 수행하며 발끝은 중립 혹은 바깥을 향하도록 유지하고 복부에 힘을 주어 골반이 기울지 않도록 주의한다.

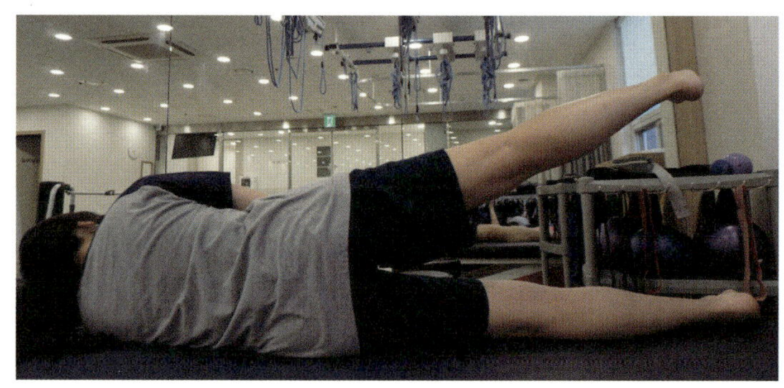

옆으로 다리 들기

- 발뒤꿈치 슬라이딩 운동(Heel Slides)

다리를 곧게 편 채 누운 상태에서 발뒤꿈치를 엉덩이 쪽으로 천천히 당겼다가 원위치로 돌리는 동작이다. 이 운동은 고관절의 경직을 방지하고 가동 범위를 넓히며, 허벅지·엉덩이 근육의 활성화에도 효과적이다. 10~15회씩 2~3세트 반복하며, 통증 없이 가능한 범위 내에서 시행해야 한다.

재활, 삶을 되돌리는 회복의 기술 ❶

- 다리 들어올리기(Straight Leg Raises)

한쪽 다리를 곧게 펴고 들어 올리는 동작은 대퇴사두근과 고관절 안정화 근육을 강화하는 대표적인 재활 운동이다. 다리를 너무 높이 들지 말고, 복부에 힘을 주어 허리가 뜨지 않게 유지하며 10~15회씩 2~3세트 반복한다.

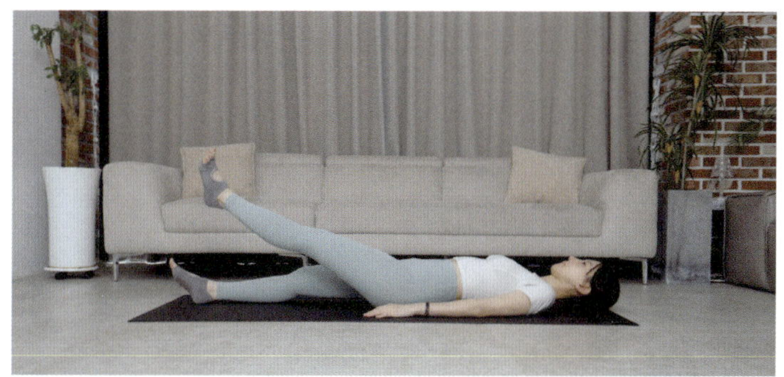

SLR

6주부터 3개월까지: 근력 강화기

이 시기는 단순한 관절 움직임을 넘어서, 하체 근육을 본격적으로 강화하고 고관절의 안정성을 높이는 핵심 시기다. 이전 단계에서 확보한 움직임을 바탕으로 이제는 실질적인 근력과 기능을 회복하는 데 초점을 맞춰야 한다.

- 브릿지 운동(Bridging)

브릿지 운동은 엉덩이, 복부, 허리 근육을 동시에 강화하는 전신 연동 운동으로, 특히 중둔근과 대둔근의 활성화에 효과적이다. 척추 정렬과 골반 안정성 유지에 도움이 되며, 허리에 무리가 가지 않도록 하체 전체를 균형 있게 강화할 수 있다. 바닥에 누워 무릎을 세우고, 발바닥을 바닥에 붙인 상태에서 엉덩이를 천천히 들어 올려 어깨-엉덩이-무릎이 일직선이 되도록 유지한다. 처음에는 2~3초간 유지하고, 점차 10초까지 늘린다. 10~15회씩 2~3세트 반복하며, 엉덩이를 내릴 때도 천천히 조절해 동작을 마무리한다.

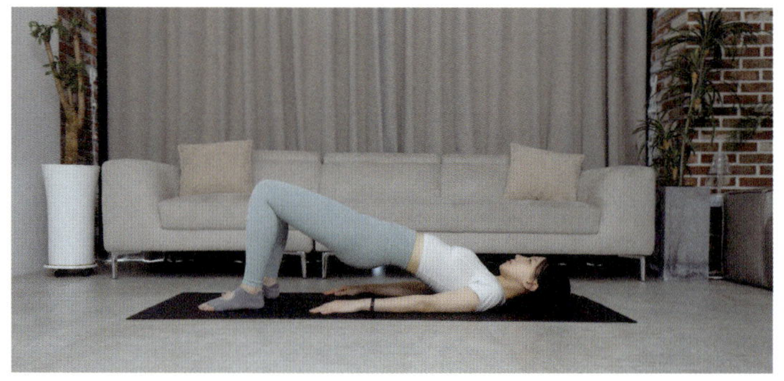

브릿지 운동

- 앉아서 다리 펴기(Seated Leg Extensions)

이 운동은 대퇴사두근, 특히 허벅지 앞쪽 근육을 타깃으로 강화하는 데 유용하다. 앉은 자세에서 다리를 천천히 펴는 동작은 관절에 부담이 적고, 무릎 및 고관절의 지지 근육을 단련하는 데 도움이 된다. 의자에 앉아 등을 곧게 펴고, 한쪽 다리를 무릎부터 펴 올려 몇 초간 유지한 후 천천히 내린다. 각 다리마다 10~15회, 2~3세트 반복하며, 무릎이 과도하게 펴지지 않도록 조절하면서 안정된 자세를 유지해야 한다.

 재활, 삶을 되돌리는 회복의 기술 ①

- 스쿼트(Squats)

스쿼트는 대퇴사두근, 햄스트링, 엉덩이 근육 등 하체 전반을 단련하는 대표적인 전신 운동이다. 균형감 향상과 유연성 개선에도 효과적이며, 일상생활에서 필요한 앉기·서기 동작을 더 쉽게 만들 수 있다. 발을 어깨너비로 벌리고, 엉덩이를 뒤로 뺀 채 무릎을 굽혀 몸을 낮춘다. 초기에는 무릎이 발끝을 넘지 않도록 주의하며 허벅지가 바닥과 수평이 되기 전까지만 내려간다. 10~15회씩 2~3세트 반복하고, 천천히 원위치로 올라오는 동작을 신중하게 수행한다.

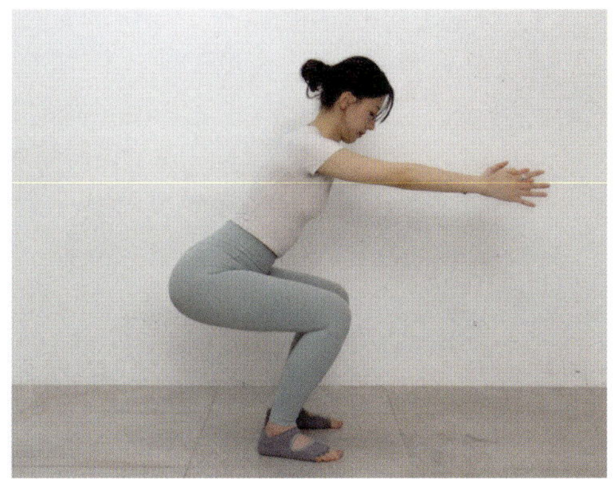

스쿼트

3개월부터 6개월까지: 기능 회복기

이 시기는 수술 전과 유사한 활동 수준을 되찾기 위한 마지막 단계로, 하체의 근력, 협응력, 균형 능력을 종합적으로 강화해야 한다. 일상적인 움직임은 물론, 가벼운 운동 활동을 재개할 수 있는 기능적 회복기다.

- 스텝업 운동(Step-ups)

계단 오르기와 유사한 움직임을 반복해 하체 근력과 균형 감각을 동시에 단련하는 운동이다. 발판 앞에 서서 한 발을 올리고, 몸을 곧게 세운 상태로 반대쪽 발을 따라 올린다. 다시 같은 순서로 내려오며 10~15회 반복하고, 2~3세트 수행한다. 발판 높이는 초기에는 낮게 설정하고 운동 강도에 맞춰 점차 높여 간다.

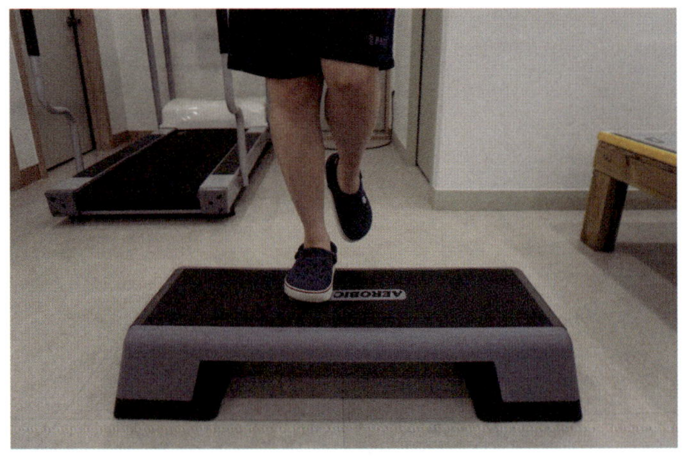

스텝업 운동

- 런지(Lunges)

런지는 대퇴사두근, 햄스트링, 엉덩이 근육을 골고루 강화하며 균형감과 하체 근력의 좌우 대칭을 개선하는 데 효과적인 운동이다. 한쪽 다리를 앞으로 내딛고, 무릎을 굽혀 몸을 낮춘다. 뒤쪽 무릎은 바닥에 거의 닿을 정도로 내려가고 앞 무릎은 발끝을 넘지 않도록 한다. 양쪽 다리를 번갈아 가며 10~15회씩 2~3세트 반복한다.

 재활, 삶을 되돌리는 회복의 기술 ❶

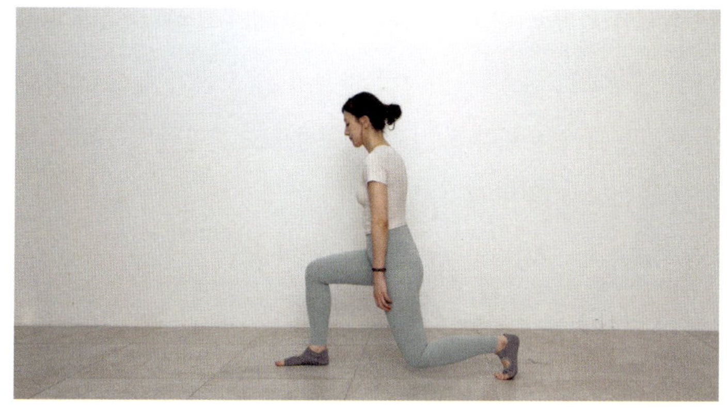

런지

- 플랭크(Plank)

플랭크는 코어 근육을 강화해 고관절의 안정성과 척추 정렬 유지에 도움을 주는 전신 안정화 운동이다. 팔꿈치와 발끝을 바닥에 대고, 몸 전체를 일직선으로 유지한다. 엉덩이가 들리거나 처지지 않도록 주의하며 처음에는 10~15초, 점차 20~30초 이상으로 시간을 늘려간다. 이 운동은 복부, 엉덩이, 허리 근육의 협응력을 높여 고관절의 회전과 지지력을 향상시킨다.

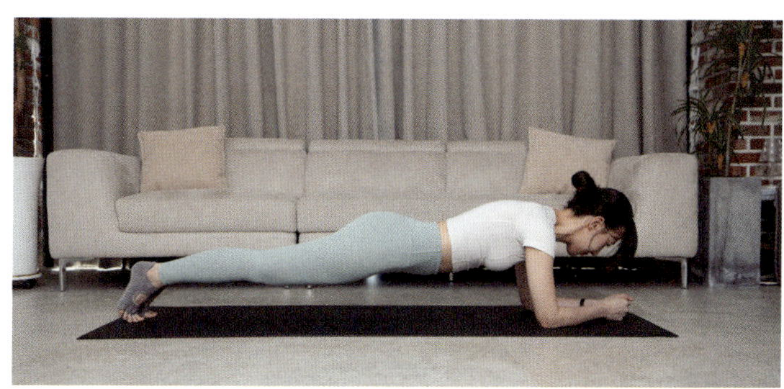

플랭크

　6개월까지의 재활은 단지 근육을 키우는 시간이 아니라, 움직임을 되찾고 다시 일상으로 돌아가는 준비 과정이다. 모든 운동은 정확한 자세와 적절한 강도로 수행해야 하며, 스트레칭으로 시작과 마무리를 해야 근육 피로를 줄이고 부상을 예방할 수 있다.

◆ 고관절 수술 후 시기별 재활 과정 한눈에 보기 ◆

시기	권장 운동	스트레칭 부위	체중 부하	주의 사항
수술 직후 (0~2주)	발목 펌프 운동 엉덩이 조이기	대퇴사두근 햄스트링 종아리	제한적 체중 부하 보조기 사용	과도한 굴곡과 외회전 피하기 통증이 심할 경우 운동 중단
초기 회복기 (2~6주)	옆으로 다리 들기 발뒤꿈치 슬라이딩 다리 들어올리기	대퇴사두근 햄스트링 엉덩이	약간의 체중 부하 보조기 사용	무리한 체중 부하 피하기 운동 중 자세 불안정 주의
중기 회복기 (6~12주)	자전거 타기 브릿지 운동 앉아서 다리 펴기 스쿼트	대퇴사두근 햄스트링 엉덩이 종아리	체중 부하 가능 보조기 중단 또는 최소화	무릎과 엉덩이 정렬 유지 운동 강도는 개인에 맞게 조절
후기 회복기 (3~6개월 이후)	스텝업 운동 런지 플랭크 고강도 인터벌 운동	전반적인 하체 근육 코어 근육	정상 체중 부하 가능	과도한 욕심 줄이기

▶ 어깨 편

· Millett PJ, Wilcox RB 3rd, O'Holleran JD, Warner JJ. Rehabilitation of the rotator cuff: An evaluation-based approach. J Am Acad Orthop Surg. 2006;14(11):599-609.

· Thigpen CA, Shaffer MA, Gaunt BW, Leggin BG, Williams GR, Wilcox RB. The American Society of Shoulder and Elbow Therapists' consensus statement on rehabilitation following arthroscopic rotator cuff repair. J Shoulder Elbow Surg. 2016;25(4):521-535.

· Hayes K, Ginn KA, Walton JR, Szomor ZL, Murrell GA. A randomized clinical evaluation of rehabilitation after rotator cuff repair surgery: Supervised versus home exercise. J Shoulder Elbow Surg. 2004;13(6):552-557.

· Kim KC, Rhee KJ, Shin HD, Kim YM. Long-term results of arthroscopic treatment for calcific tendinitis of the shoulder. Am J Sports Med. 2014;42(2):436-441.

· Uhthoff HK, Sarkar K. Calcifying tendinitis. Baillieres Clin Rheumatol. 1989;3(3):567-581.

· Yoo JC, Ahn JH, Koh KH, Lim KS. Rotator cuff integrity and functional outcomes after arthroscopic repair of large tears with use of a modified Mason-Allen suture technique. J Bone Joint Surg Am. 2013;95(23):2003-2010.

· Gialanella B, Di Motta E. Manual therapy and rehabilitation after rotator cuff repair. Eur J Phys Rehabil Med. 2012;48(3):347-353.

· Michener LA, Walsworth MK, Burnet EN. Effectiveness of manual therapy and exercise for shoulder impingement syndrome: A systematic review. J Shoulder Elbow Surg. 2004;13(5):497-504.

· Kim DH, Kim W, Kim S, Lee JH. Effects of acupuncture and moxibustion on postoperative shoulder pain and range of motion: A systematic review and meta-analysis. Pain Physician. 2020;23(4):E385-E398.

· Chan KY, Lieu PK, Kuan WS, Sia CH. Postoperative shoulder immobilization: Current concepts and controversies. Orthop Clin North Am. 2020;51(1):53-65.

· Lee YS, Jeong JY, Park CD, Kang SG, Yoo JC. Evaluation of the risk factors for a retear after rotator cuff repair. Am J Sports Med. 2017;45(8):1755-1761.

· Kuhn JE. Exercise in the treatment of rotator cuff impingement: A systematic review and a synthesized evidence-based rehabilitation protocol. J Shoulder Elbow Surg. 2009;18(1):138-160.

▶ 무릎 편

· Spang R, Nasr M, Mohamadi A, DeAngelis JP, Nazarian A, Ramappa AJ. Rehabilitation following meniscal repair: a systematic review. BMJ Open Sport Exerc Med. 2018;4(1):e000212.

· Kim JS, Lee MK, Choi MY, Kong DH, Ha JK, Kim JG, et al. Rehabilitation after repair of medial meniscus posterior root tears: a systematic review of the literature. Clin Orthop Surg. 2023;15(5):740-751.

· Glattke KE, Tummala SV, Chhabra A. Anterior cruciate ligament reconstruction recovery and rehabilitation: a systematic review. J Bone Joint Surg Am. 2022;104(8):739-754.

· Kochman M, Kasprzak M, Kielar A. ACL reconstruction: which additional physiotherapy interventions improve early-stage rehabilitation? A systematic review. Int J Environ Res Public Health. 2022;19(23):15893.

· Sabzevari S, Ebrahimpour A, Khalilipour Roudi M, Kachooei AR. High tibial osteotomy: a systematic review and current concept. Arch Bone Jt Surg. 2016;4(3):204-212.

· Song SJ, Park CH. Microfracture for cartilage repair in the knee: current concepts and limitations of systematic reviews. Ann Transl Med. 2019;7(Suppl 3):S108.

· Park YB, Ha CW, Lee CH, Yoon YC, Park YG. Cartilage regeneration in osteoarthritic patients by a composite of allogeneic umbilical cord blood-derived mesenchymal stem cells and hyaluronate hydrogel: results from a clinical trial for safety and proof-of-concept with 7 years of extended follow-up. Stem Cells Transl Med. 2017;6(2):613-621.

· Patel S, Amirhekmat A, Le R, Williams RJ 3rd, Wang D. Osteochondral allograft transplantation in professional athletes: rehabilitation and return to play. Int J Sports Phys Ther. 2021;16(3):941-958.

· Pareek A, Carey JL, Reardon PJ, Peterson L, Stuart MJ, Krych AJ. Long-term outcomes after autologous chondrocyte implantation: a systematic review at mean follow-up of 11.4 years. Cartilage. 2016;7(4):298-308.

· Konnyu KJ, Thoma LM, Cao W, Aaron RK, Panagiotou OA, Bhuma MR, et al. Rehabilitation for total knee arthroplasty: a systematic review. Am J Phys Med Rehabil. 2023;102(1):19-33.

▶ 고관절 편

· Lee JM. The current concepts of total hip arthroplasty. Hip Pelvis. 2016;28(4):191-200.

· Nandi S, Hannon CP, Fillingham Y. 2023 American Academy of Orthopaedic Surgeons management of osteoarthritis of the hip evidence-based clinical practice guideline: case studies. J Am Acad Orthop Surg. 2025;33(4):e220-e223.

· Ong T, Vindlacheruvu M. A commentary update on NICE CG124. Hip fracture: management (2023). Age Ageing. 2023;52(6):afad110.

· Lee KJ, Um SH, Kim YH. Postoperative rehabilitation after hip fracture: a literature review. Hip Pelvis. 2020;32(3):125-131.

· Kuijlaars IAR, Sweerts L, Nijhuis-van der Sanden MWG, van Balen R, Staal JB, van Meeteren NLU, et al. Effectiveness of supervised home-based exercise therapy compared to a control intervention on functions, activities, and participation in older patients after hip fracture: a systematic review and meta-analysis. Arch Phys Med Rehabil. 2019;100(1):101-114.e6.

· Wu D, Zhu X, Zhang S. Effect of home-based rehabilitation for hip fracture: a meta-analysis of randomized controlled trials. J Rehabil Med. 2018;50(6):481-486.

· Lee H, Lee Y, Lee K. Effectiveness of multicomponent home-based rehabilitation in older adults after hip fracture surgery. J Pers Med. 2022;12(4):649.

· Zhao L, Chen J, Jiang J, Qi Y, Shi Y. Effectiveness of home-based exercise for functional rehabilitation in older adults after hip fracture surgery: a randomized controlled trial. PLoS One. 2024;19(4):e0300171.

· Liu J, Liu X, Li Y, Liu H, Liu X, Li Q. Progressive balance training program for total hip arthroplasty patients using behavior change wheel theory. J Mens Health. 2024;20(1):81-89.

· Madara KC, Marmon A, Aljehani M, Hunter-Giordano A, Zeni J Jr, Raisis L. Progressive rehabilitation after total hip arthroplasty: a pilot and feasibility study. Int J Sports Phys Ther. 2019;14(4):564-581.

· Tang W, Flavell CA, Grant A, Doma K. The effects of exercise on function and pain following total hip arthroplasty: a systematic literature review and meta-analysis. Phys Ther Rev. 2022;27(4-5):247-266.

· Labanca L, Ciardulli F, Bonsanto F, Sommella N, Di Martino A, Benedetti MG. Balance and proprioception impairment, assessment tools, and rehabilitation training in patients with total hip arthroplasty: a systematic review. BMC Musculoskelet Disord. 2021;22(1):984.

· Thiengwittayaporn S, Budhiparama N, Tanavalee C, Tantavisut S, Sorial RM, Li C, et al. Asia-Pacific venous thromboembolism consensus in knee and hip arthroplasty and hip fracture surgery: Part 3. Pharmacological venous thromboembolism prophylaxis. Knee Surg Relat Res. 2021;33:24.

· Lee JM. Perioperative pain management in total hip arthroplasty. Hip Pelvis. 2016;28(1):15-23.

· Migliorini F, Maffulli N. Arthroscopic management of femoroacetabular impingement in adolescents: a systematic review. Am J Sports Med. 2021;49(13):3708-3715.

· Byrd JWT. Arthroscopic management of femoroacetabular impingement in adolescents. Arthroscopy. 2016;32(9):1800-1806.

· Migliorini F, Maffulli N, Knobe M, Eschweiler J, Tingart M, Baroncini A. Arthroscopic labral repair for femoroacetabular impingement: a systematic review. Surgeon. 2022;20(5):e225-e230.

· Fortier LM, Obrzut SL, Abrahams AL, Owens JS. An updated review of femoroacetabular impingement syndrome. Orthop Rev (Pavia). 2022;14(3):37513.

· Rodham PL, Collier Z, Phelps P, Razii N, Shafafy R, Hull J, et al. The role of proximal femoral osteotomy for the treatment of avascular necrosis: a systematic review of clinical and patient-reported outcomes. J Clin Med. 2025;14(15):5592.

· Lee JM, Garofalo S, D'Anchise R, Conti A, Marullo M, Sirtori P, et al. A comprehensive literature review for total hip arthroplasty: past, present, and future. J Clin Med. 2025;14(3):746.

· Park HS, Jeong HI, Sung SH, Kim KH. Acupuncture treatment for hip pain: a systematic review. Healthcare (Basel). 2023;11(3):410.

· Oh EM, Hong SM, Kim HG, Kim BK. Electroacupuncture for patients undergoing hip arthroplasty: a systematic review and meta-analysis. J Korean Med Rehabil. 2020;30(4):105-117.

· Park JW, Kim HY, Cho HM, Kim YJ, Park JH. Arthroscopic treatment of femoroacetabular impingement: current concepts and surgical techniques. Clin Orthop Surg. 2024;16(1):34-46.

· Lee SY, Yoon BH, Kim SJ. Effect of lower limb progressive resistance exercise after hip fracture surgery: a systematic review and meta-analysis of randomized controlled studies. J Am Med Dir Assoc. 2017;18(12):1096.e19-1096.e27.

· Latham NK, Harris BA, Bean JF, Heeren T, Goodyear C, Zawacki S, et al. Effect of a home-based exercise program on functional recovery following rehabilitation after hip fracture: a randomized clinical trial. JAMA. 2014;311(7):700-708.

· Lee SY, Kim Y, Kim YH. Understanding painful hip in young adults: a review article. Hip Pelvis. 2016;28(4):201-214.

집에서 쉽게 따라 하는 재활 운동법 QR코드

1) 어깨 수술 후
   진자운동

2) 어깨 수술 후
   등척성 운동

3) 어깨 수술 후
   견갑골 안정화 운동

4) 무릎 수술 후
   발꿈치 밀기 운동
   (Heel Slide)

5) 무릎 수술 후
   허벅지 힘주기 운동
   (Quad Set)

6) 무릎 수술 후
   밴드 저항 운동

7) 무릎 수술 후
   브릿지 운동

8) 무릎 수술 후
   뒤꿈치 들기 운동
   (Calf Raise)

9) 무릎 수술 후
스쿼트 운동

10) 무릎 수술 후
런지 운동

11) 고관절 수술 후
발목 펌프 운동

12) 고관절 수술 후
다리 들기 운동
(Straight Leg Raise)

13) 고관절 수술 후
스쿼트 운동

14) 고관절 수술 후
런지 운동

재활,
삶을 되돌리는
회복의 기술 ❶

ⓒ 동탄 튼튼 한방병원 원장단, 2026

초판 1쇄 발행 2026년 4월 15일

지은이   동탄 튼튼 한방병원 원장단
펴낸이   이기봉
편집   좋은땅 편집팀
펴낸곳   도서출판 좋은땅
주소   서울특별시 마포구 양화로12길 26 지월드빌딩 (서교동 395-7)
전화   02)374-8616~7
팩스   02)374-8614
이메일   gworldbook@naver.com
홈페이지 www.g-world.co.kr

ISBN   979-11-388-5864-9 (04510)
       979-11-388-5863-2 (세트)